扭轉身體有助於腸胃蠕動！

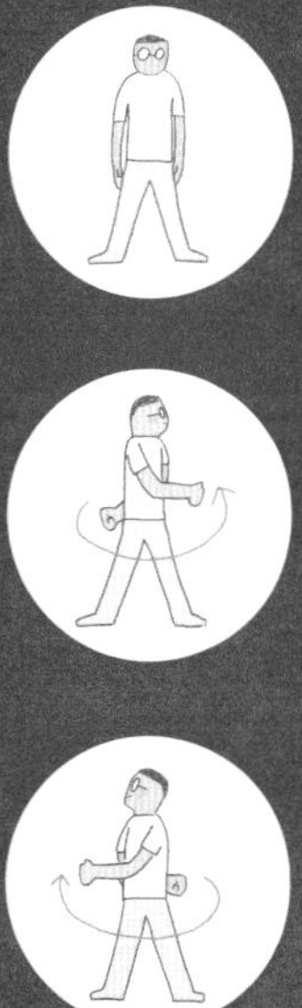

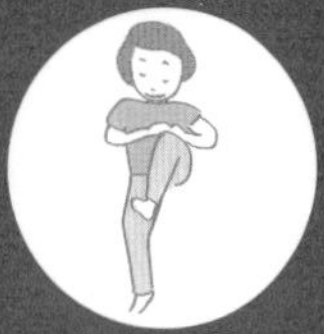

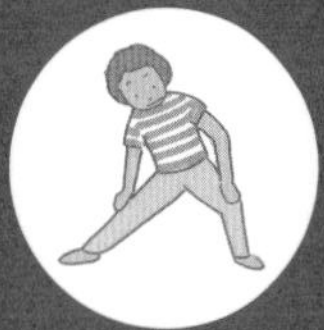

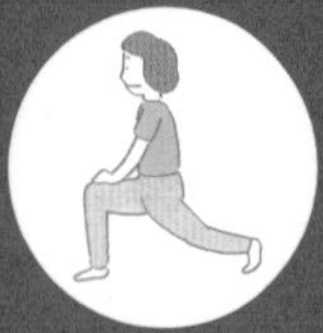

扭轉身體有助於腸胃蠕動！

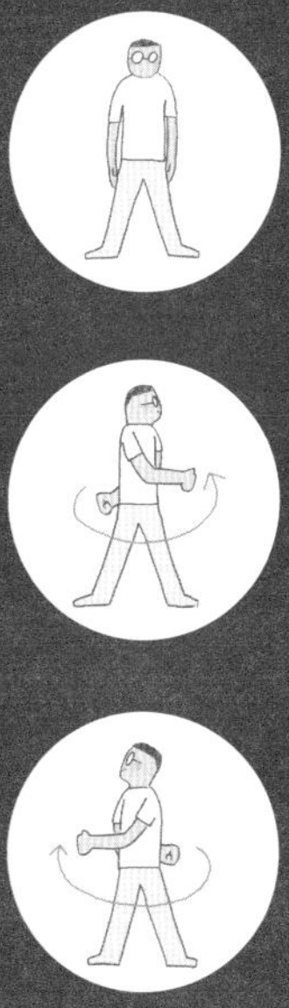

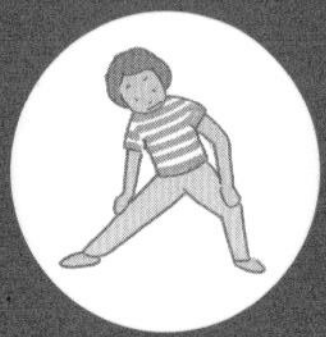

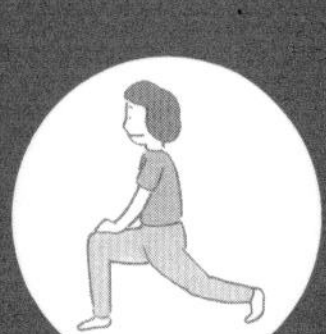

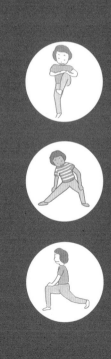

每天7秒健康操

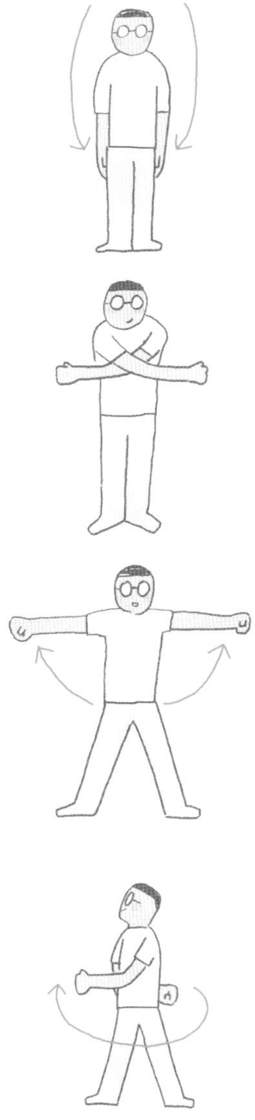

中京大學體育系教授・醫學博士
湯淺景元——著

本書使用方法

◎若有「感覺疼痛處」或「在意部位」的人，請先試著從對應的體操中，找出一項自己喜歡的體操來持續進行。

◎「有太多體操，不知道該做哪一種才好」時，請先做有【基本體操】標示作者嚴選體操。

◎習慣之後，均衡地進行「三大運動」（肌肉訓練、伸展操、走路）即可。

◎包含「三大運動」的所有要素，運動效果顯著的「第一廣播體操」刊載在本書的最後面（**P96**至**P111**）。如果每天做就會有更好的效果。

前言
在生活中加入體操吧！

維持能獨立自主的身心

不需借助任何人的幫助就能獨自走路，是多麼棒的一件事；而感覺到有生理需求就能獨自去排泄，又是多麼令人安心的一件事。當人「能夠以自己的力量，按照自己的想法來活動自己的身體」時，身心才會處於健康穩定的狀態。

為了身心的健康穩定，一定要運動。

如果長期運動不足，心臟、血管、肌肉、骨骼、內臟等，要活得健康所必需的器官就會衰弱。如果這些器官衰退了，要活動自己的身體就會變得困難，而不得不借助他人的幫助，看他人的臉色過日子。這麼一來，不只是身體，連心理都無法保持在穩定的狀態。因此，人要靠著活動身體，也就是運動，才能夠保持健康。

養成均衡的運動習慣

大家都知道，為了維持健康，運動很重要。也有很多人已經將運動納入生活當中。但知道真正能夠維持身體健康的運動方式的人，其實意外的少。

運動具有所謂的「特異性」。是指我們進行特定的運動，只會產生特定的效果。

舉例來說，走路具有提高持久力，使脂肪燃燒，強化心臟、血管的效果。

維持健康
絕對必要的「三大運動」

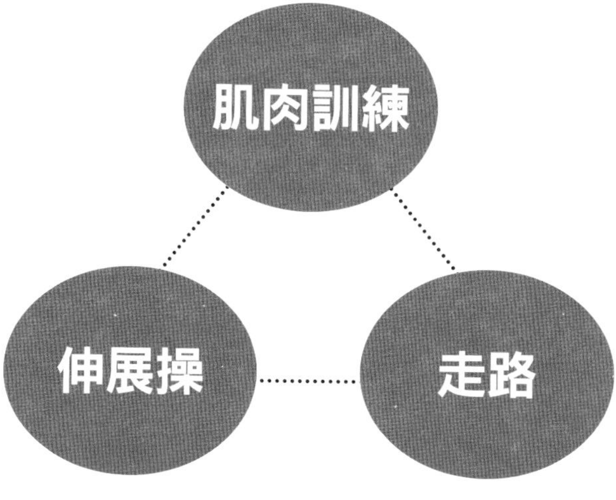

但只靠走路，無法充分預防肌肉、骨骼的衰退。

要強化肌肉，就必須進行加重肌肉負擔的肌力訓練。要強健骨骼，則要進行瞬間加大力量於骨骼上的跳躍運動。

而如果只是走路或做肌力訓練，無法期待肌肉與肌腱等能保持柔軟性。要保持柔軟性，就不能不做可以伸展肌肉、肌腱的伸展操。

運動和營養一樣。攝取營養時，只攝取某一類營養素是無法維持健康的。重要的是必須均衡地攝取醣類（碳水化合物）、脂質、蛋白質這三大營養素。同樣地，只走路或只做伸展操，也會成為運動上的「偏食」。因此，為了維護健康，要養成均衡地進行走路、肌力訓練、伸展操這「三大運動」的習慣。

建議「一邊做事一邊運動」

對所有人來說，一天都只有二十四小時，所以要有效運用有限的時間。最重要的是，將珍貴的時間用在自己真正想做的事情上。

覺得做運動很有意義的人，一天內做好幾個小時也無妨。但對大部分的人而言，運動本身並沒有特別的意義，只是維持健康的手段而已。

對這樣的人來說，能夠「一邊做事一邊運動」是最好的。一邊看新聞或電視一邊運動，一邊打電話一邊運動，像這樣，做其他事情的時候順便運動。

而且運動時間盡可能地越短越好。這樣才能長久的持續下去。從至今為止的研究看來，就算只是反覆進行7秒鐘的運動也會有成效。因此，請持續做7秒體操。就算只有7秒，只要持續地做，還是能夠有效地預防體力衰退。

「老化」與「衰退」並不一樣

隨著年齡增長，身體會發生各種變化。和年輕時有明顯的不同。因年齡增加而引起的身體變化，稱之為「老化」。隨著年齡增加，老化是必然會發生的現象，是無法防止的。

另一方面，若是長期運動不足，體力等身體能力會下降。這種現象稱為「衰退」。而藉由持續運動等方式，能使衰退延緩，或預防衰退。

「老化」與「衰退」不同。我們應該要接受老化，抵抗衰退。希望大家能有養成運動習慣來防止衰退、享受老化的氣魄。

在此奉勸大家應該要「樂齡」，而不要「逆齡」。不要抗拒「變老」這件事，而是要去享受它。

本書中所介紹的，是透過7秒鐘的運動來減緩體力衰退，打造能夠獨立自主的身體，以及越老越能愉快度過人生的訣竅。我想，其中一定有能打動大家的內容。希望大家都能試著來做運動，維持健康。

湯淺景元

目錄

前言……3

膝蓋・腰部・雙腳體操……13

膝蓋體操① 藉強化肌肉來維護膝蓋……14

膝蓋體操② 減緩膝蓋疼痛……18

膝蓋體操③ 在傍晚做鍛練膝蓋的運動……20

腰部體操① 對付腰痛，要舒緩、鍛練同時並行……22

腰部體操② 坐著或站著，都可以做……26

腰部體操③ 在感到疼痛前就要保養腰部……28

腰部體操④ 減緩腰部疲勞的午休運動……30

雙腳體操① 鍛練股關節周邊的肌肉……32

雙腳體操② 鍛練雙腳，享受外出的樂趣……36

雙腳體操③ 消除雙腳的疲勞……38

以走路維護心臟與血管的健康

以走路維護心臟與血管的健康……41
走路① 正確的姿勢才能有效的維持健康……42
走路② 稍微改變走路的方法，骨骼就會強壯……46
走路③ 做前、後伸展操，身體就不會出毛病……48
走路④ 淨化血管的走路運動……51
重點彙整 養成每天走的習慣比距離更重要，以自己的步調來走，不要勉強……52

局部健身操

局部健身操……53
消除壓力體操① 舒緩肩膀、頸部……54
消除壓力體操② 消除眼睛疲勞……56
消除壓力體操③ 使頭腦清醒……58
消除壓力體操④ 日常生活中勤快地給大腦刺激……60
從身體內部強化① 強化骨骼……62
從身體內部強化② 緊實腰部……65
從身體內部強化③ 使內臟充滿活力……68

早・中・晚一天的體操……73

早上的提神醒腦操① 早上運動的重點是不要過度努力……74
早上的提神醒腦操② 舒緩足腰的關節、肌肉……76
生活中隨時可做的體操① 藉由每天的打掃來提升肌力……80
生活中隨時可做的體操② 以泡澡來提高肩膀的柔軟度……84
夜晚的舒眠操① 對舒眠與減肥很有效的睡前運動……86
夜晚的舒眠操② 以良好的睡眠來消除疲勞……88

理想運動——「廣播體操」……91

能活動並活化身體的廣播體操，果然是最棒的！……92
「有效的廣播體操」……96
①伸展運動／②擺動手臂、屈伸雙腳／③轉動手臂／④擴胸運動
⑤身體側彎／⑥前後彎曲身體／⑦扭轉身體／⑧上下屈伸手臂
⑨身體往斜下方彎曲，擴胸／⑩轉體運動／⑪跳躍運動
⑫擺動手臂、屈伸雙腳／⑬調整呼吸

膝蓋・腰部・雙腳體操

收錄能夠改善痛苦症狀的簡單體操，
請找出適合自己的體操，並持續地做下去。

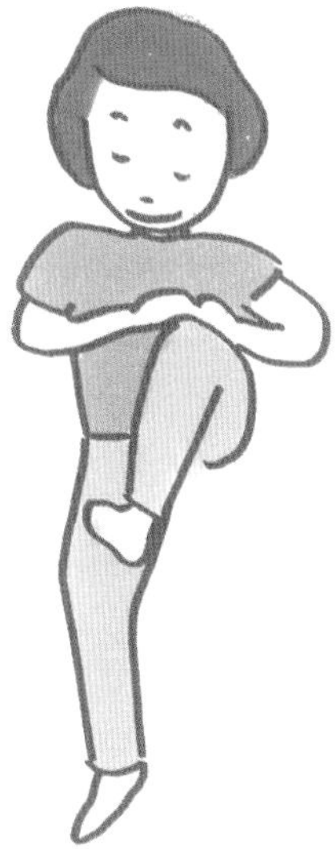

膝蓋體操①

藉強化肌肉來維護膝蓋

有很多人在要走動或爬樓梯時，膝蓋會疼痛。大部分都是因為膝蓋的軟骨磨損或退化，導致膝蓋負擔過重。

磨損的軟骨無法再生，所以強化腳部的肌肉來保護膝蓋是很重要的。

左頁是鍛練大腿肌肉、強化膝蓋的單腳7秒運動。若是深坐在椅子上，不容易鍛練到肌肉，最好淺坐在椅子上，方便腳部活動，雙手自然擺放在輕鬆的位置上就好。由於是下半身的運動，一邊看電視或一邊打電話一邊做也沒關係。

除了膝蓋有些微疼痛的人之外，想隨時享有走路樂趣的人，也請務必試著做做看。

雖然可能有人會懷疑「只做7秒鐘的運動，真的會有效果嗎？」但一天左右腳分別做一到三次就夠了。即使做超過三次以上，效果也沒有明顯差異。

基本體操

肌肉訓鍊

鍛練大腿肌肉

先淺坐在椅子上，將左腳的阿基里斯腱像是貼放在右腳背上般交叉雙腳。
右腳掌平放在地板上。
接下來保持這個姿勢，一邊用腳踝互壓，一邊將右腳像是要往上踢似地向前施力，左腳則往身體方向施力。
使盡全力後維持7秒，然後左右腳交換，重複剛剛的動作。

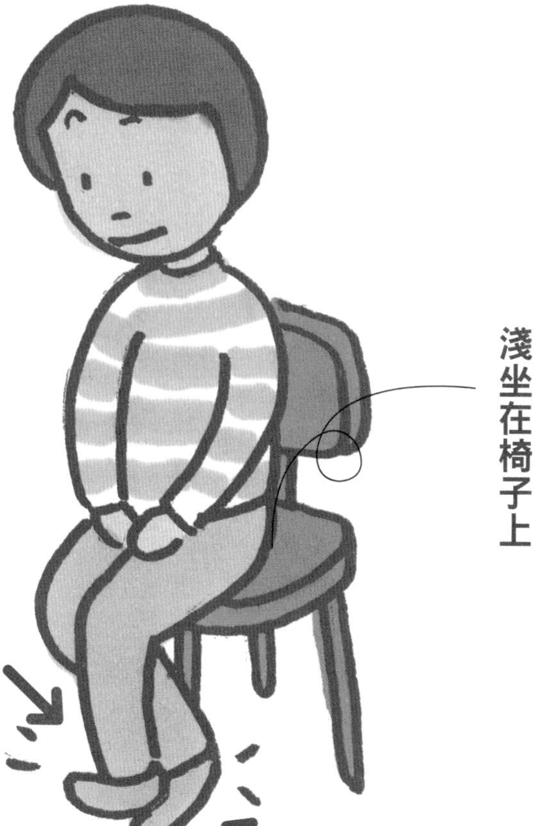

以雙腳腳踝互壓 7 秒鐘

重要的不是次數，而是要用全力去做。若是只用到最大肌力百分之二十以下的力量，肌肉就會漸漸衰退，而如果有用到百分之四十以上，肌肉就會增加。

然而，腦部會控制肌肉不要過度用力以避免身體疼痛，所以平常只會用到最大肌力的一半左右，無法發揮全力。因此在做這類肌肉訓練運動時，請務必拿出全力。

但如果硬是憋氣用力做，將會使血壓上升，很危險。請一邊以嘴巴數出1到7，一邊試著做做看吧！

膝蓋疼痛容易變成一種長期症狀，請有耐心地慢慢改善吧！

肌肉訓練 強化膝蓋周邊的肌肉

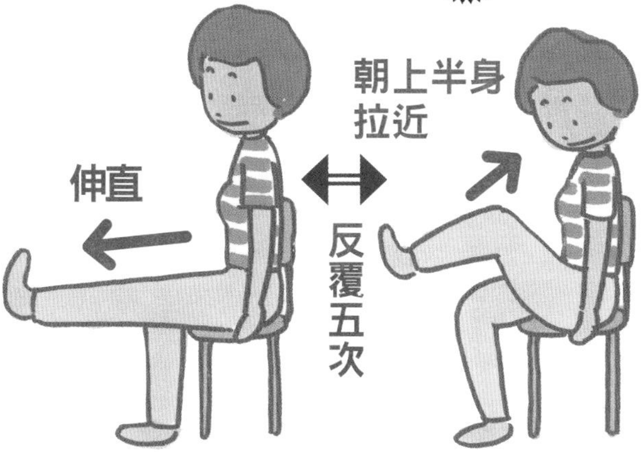
朝上半身
拉近
伸直
反覆五次

這是使關節柔軟，同時強化膝蓋周邊肌肉的運動。坐在椅子上，抬起單腳用力往前伸直，然後彎曲膝蓋將腿朝上半身拉近，反覆此一動作。**雙腳分別伸直彎曲5次為1組，一次以做2至3組為目標。**

伸展操 提升柔軟性與肌力

雙腳朝前後大幅度地張開，雙手貼放在往前伸出的腳的膝蓋上，將往後的腳伸展開來後維持7秒鐘。如果突然用力會傷到膝蓋，所以要慢慢地做。

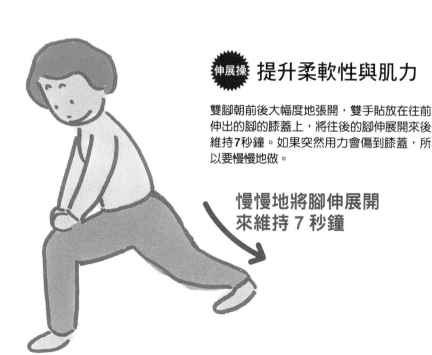

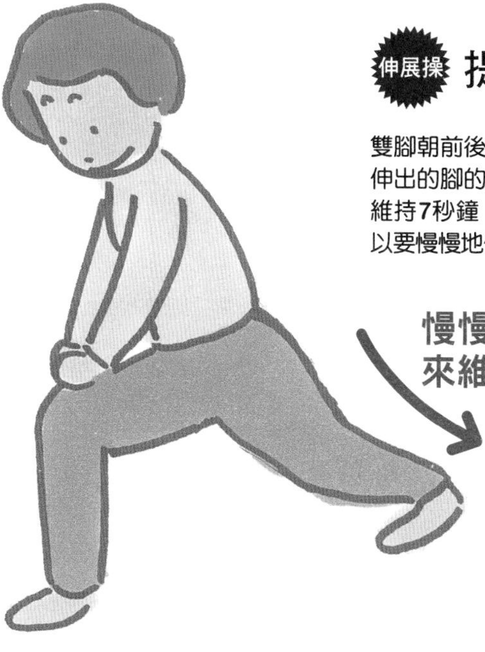
慢慢地將腳伸展開
來維持 7 秒鐘

膝蓋體操②

減緩膝蓋疼痛

膝蓋疼痛的原因，多半是隨著年齡的增加，軟骨磨損使得骨頭產生碰撞，引發退化性關節炎等疾病所致。由於退化的關節無法恢復，所以強化支撐膝蓋的肌力就很重要。另外，進行可充分活動關節的伸展操，也是緩和疼痛的重點。

但要注意不要運動過度。舉例來說，左頁下方的膝關節伸展運動，若手臂用力將膝蓋下壓，使肌腱過度伸展就很危險。17頁下方介紹的強化肌力運動就更不用說了。

這類運動並不是多做效果就會提昇，反而有可能會產生意想不到的運動傷害。所以要以不著急、不偷懶為口號，每天勤奮不懈地持續下去。

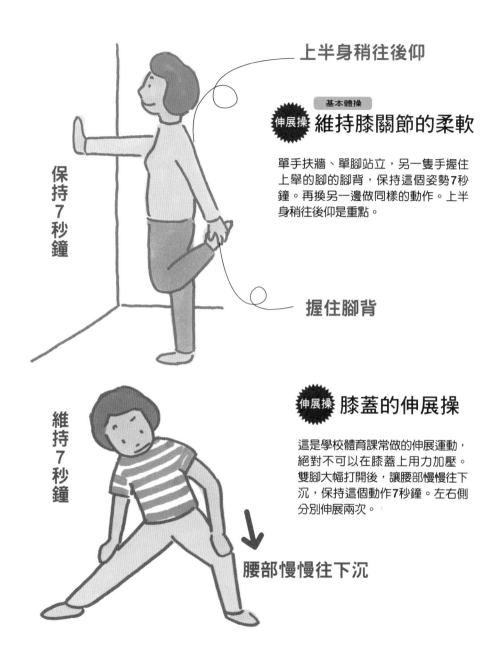

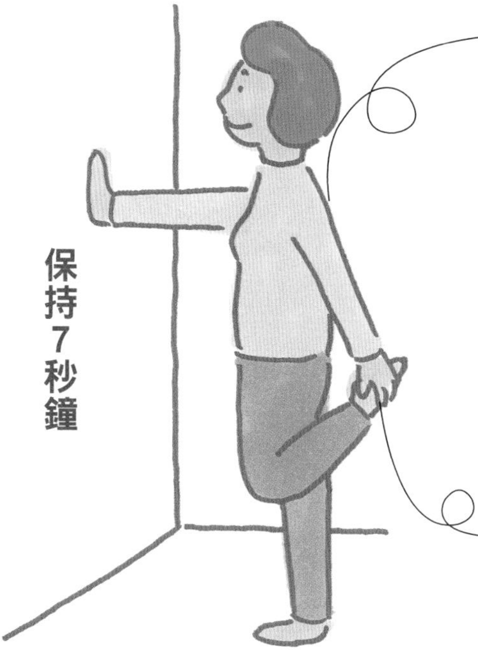

基本體操

伸展操 維持膝關節的柔軟

單手扶牆、單腳站立，另一隻手握住上舉的腳的腳背，保持這個姿勢7秒鐘。再換另一邊做同樣的動作。上半身稍往後仰是重點。

伸展操 膝蓋的伸展操

這是學校體育課常做的伸展運動，絕對不可以在膝蓋上用力加壓。雙腳大幅打開後，讓腰部慢慢往下沉，保持這個動作7秒鐘。左右側分別伸展兩次。

膝蓋體操③

在傍晚做鍛練膝蓋的運動

第15頁也介紹過，鍛練大腿肌肉對於減輕膝關節負擔、緩和膝蓋疼痛很重要。

左頁是建議在傍晚時做的膝蓋運動。何以在傍晚做比較好呢？理由有以下兩點：

一是為了不留下疲勞。雖然本書中介紹的運動都不會太吃力，但在白天時殘留疲勞就傷腦筋了，所以最好在午後稍晚時做。

另一點是為了有效促進肌肉的成長。若是在餐前動一動身體，受到運動的刺激，就能提高肌肉的基礎，也就是氨基酸的吸收。

不妨以晚餐前的時間為準挑戰看看。由於是站著做的運動，準備晚餐時也可以做。

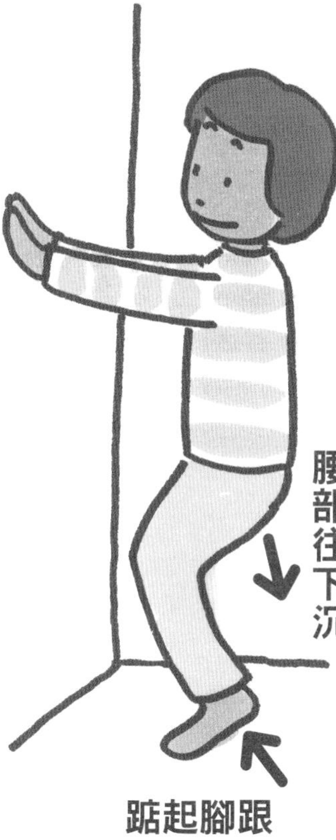
腰部往下沉
踮起腳跟

肌肉訓鍊 踮腳站立後腰部下沉

手先扶牆，再踮腳站立。接著腰部輕輕往下沉，一邊呼吸一邊保持這個姿勢7秒鐘。反覆做三次。

肌肉訓鍊 卓別林站姿

雙腳腳跟靠攏，筆直站立，腳尖盡可能打開。膝蓋朝內側用力，一邊呼吸一邊保持這個姿勢7秒鐘。反覆做三次。

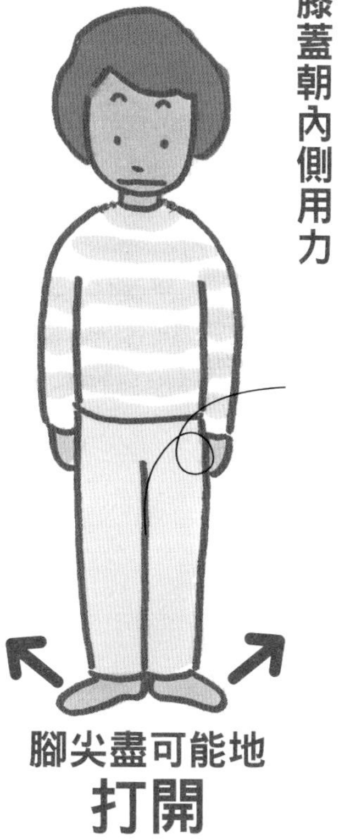
膝蓋朝內側用力
腳尖盡可能地
打開

腰部體操①

對付腰痛，要舒緩、鍛練同時並行

腰部整天都持續承受著負擔，所以不分男女，腰痛一直是令人苦惱的問題。接下來要介紹的是對減緩令很多人困擾的腰痛很有效的運動。大家應該好好保養對身體來說很重要的腰部，精神飽滿地過每一天。

不論是站著或躺著，腰部經常飽受壓力。甚至連坐著時，受到的壓迫都是站著的一・五倍。這種慢性疲勞的累積是腰痛的主因，所以對付腰痛，一定要先從每天固定抽出時間來解放腰部的負擔做起。

其次，要使腰部穩定，重要的就是鍛練腹肌。使骨盆穩定的理想肌力比率為背肌6比腹肌4。相較於整天都在使用的背肌，腹肌更容易衰退。所以將腹肌鍛練到適當的均衡比例，可以緩解腰痛。

將身體放鬆 10 分鐘

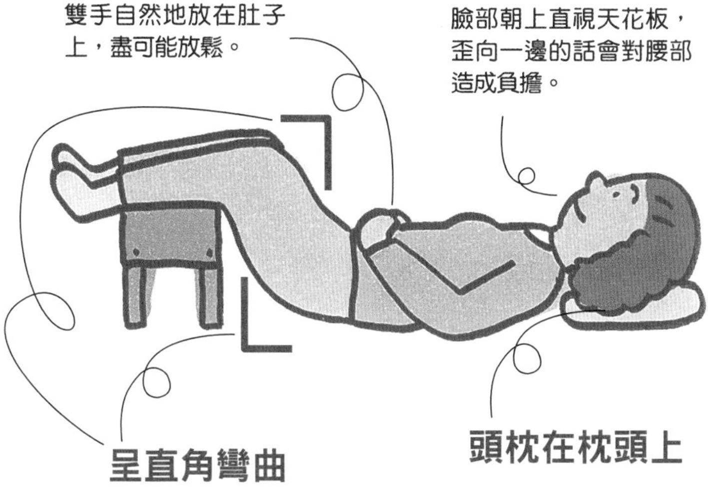

基本體操

伸展操 舒緩腰部

頭枕在枕頭上，將腳擺放在適當的平台（椅子等）上，讓腰部與膝蓋約呈直角。保持這個姿勢，靜靜地躺著約10分鐘，可以舒緩腰部。如果沒有適當高度的平台，就將膝蓋如下圖般彎成直角躺著。

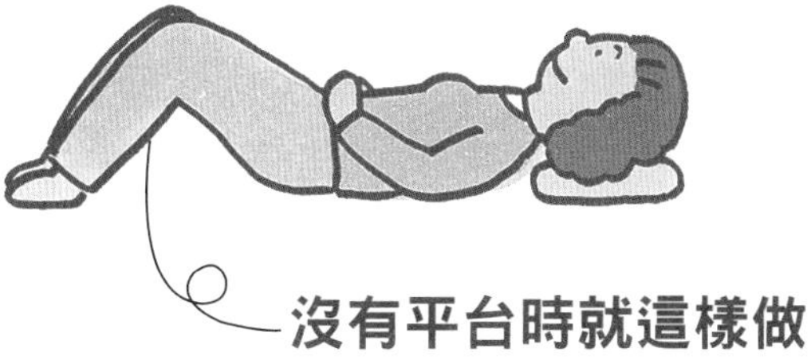

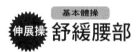

注意日常生活上的一些細微動作，也可以預防腰痛產生。

特別是打噴嚏會對腰部造成強烈的負擔。連曾是大聯盟強打者的山繆．索薩，只不過在休息區打了兩個噴嚏，就因此未能出賽兩週過。所以打噴嚏時要將背部弓起。

除此之外，拿棉被時不要抓左右兩邊（長的部分），而是將棉被從對側朝向自己抱起來。提包包時選擇小型包款，並盡可能地緊靠身體。洗臉時半蹲，將手肘靠在洗臉台上等。像這樣在生活中多下點工夫，就能遠離腰痛。

肌肉訓練 鍛練腹肌

和舒緩腰部的姿勢相同，把頭枕在枕頭上。雙手疊放在肚臍上，以全力將肚子往下壓。將肚子下壓的手的力道，與像是要將這力道彈飛的肚子鼓起來的力道，兩者均衡地維持**7**秒鐘。

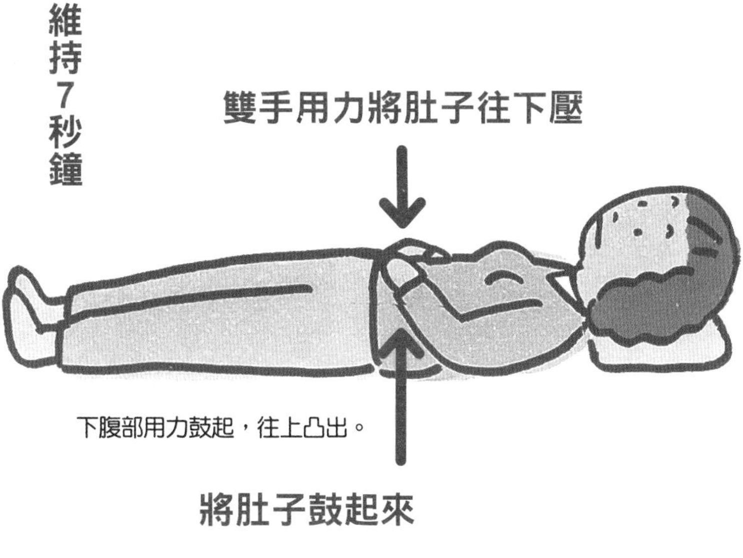

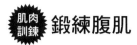

腰部體操②

坐著或站著，都可以做

其實有不少人因腰痛而苦惱。根據日本厚生勞動省發表的國民生活基礎調查（二〇〇四年），五十五歲到六十四歲的女性自覺有腰痛症狀的人數排名第二，僅次於肩膀痠痛，至於男性則在二十五歲到八十四歲的所有年代中均排名第一。每兩個日本人就有一人有腰痛的經驗，堪稱是國民病（我也是其中之一）。

第23、25頁已經介紹了躺著時可以做的腰部運動，若能持續做那兩頁的運動，就不必加上這次的運動，持續下去即可。若是做膩了第23、25頁的運動，可以用這次的運動來替代，不過請將鍛練運動與舒緩運動視為一組來做。有腰痛的人會隨著年齡而增加。常年相伴左右的腰痛，就用運動耐心地和它相處吧！

肌肉訓練 以抓舉椅子強化肌力

深坐在椅子上，以左右手分別確實地抓住椅面兩邊。將胸部挺起，抓著椅子做出想要站起來的動作（當然站不起來）。維持這個姿勢7秒鐘，將這個動作反覆做兩次。不過椅子沒抓穩可能會摔倒，所以要小心地慢慢增加力道。

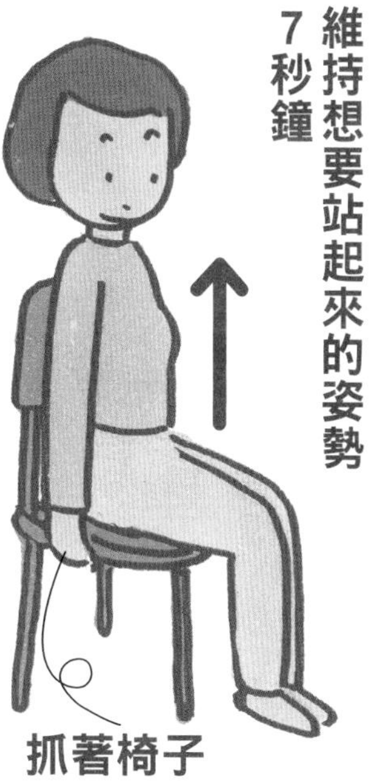
維持想要站起來的姿勢
7秒鐘
抓著椅子

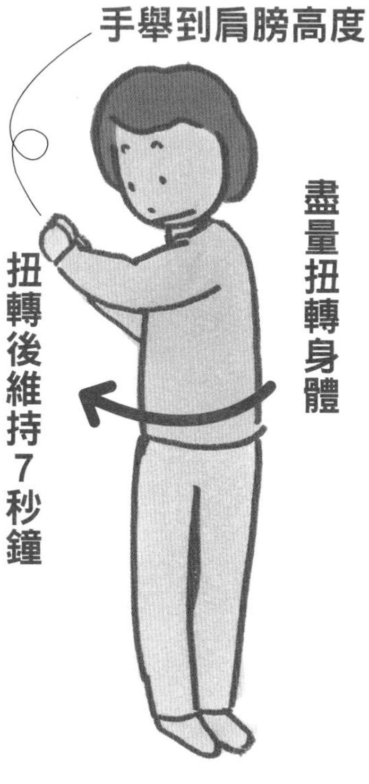
手舉到肩膀高度
盡量扭轉身體
扭轉後維持7秒鐘

伸展操 靠扭腰提升柔軟度

雙手交握，往上舉到約肩膀高度，在可能的範圍內盡量扭轉身體。扭轉到最大限度後維持7秒鐘。左右分別做兩次。

腰部體操③

在感到疼痛前就要保養腰部

腰痛有各式各樣的原因，如因軟骨磨損造成姿勢不良、因內臟疾病產生的心理壓力等。但寒冷時期經常發生腰痛的原因，大致分為兩點。一是運動不足，因寒冷讓身體活動的機會減少，血液循環就會變差，肌肉就會呈酸性而產生痠痛。

另一點是由於肌肉過於僵硬，因寒冷而收縮的肌肉會強烈地壓迫關節，引起疼痛。

針對這兩點，也有兩個因應之策。不只是腰部，運動的基礎就是要伸展並鍛練肌肉。保持肌肉本身的柔軟性，以及鍛鍊肌肉，使其能夠適當地保護隨著年齡增長而變得容易鬆弛的關節是最重要的。若能盡早採取對策，就能輕鬆度過嚴寒時期。

肌肉訓練 強化腰部周邊的肌力

雙手平放，單膝跪地，另一腳往後伸直。一邊呼吸一邊維持這個姿勢7秒鐘後再換腳做。腳抬得太高會造成腰痛，所以要水平伸直。不要勉強。

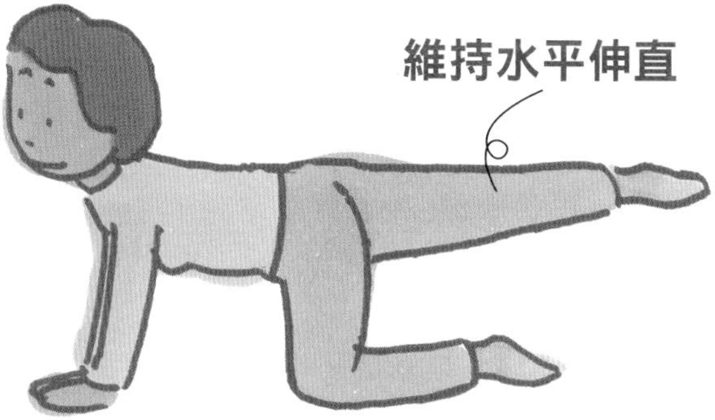
一邊呼吸一邊維持 7 秒鐘

伸展操 使腰部柔軟的伸展操

仰躺在地板上，雙手抱著膝蓋稍下方處，使身體蜷曲呈球狀。像是要看著膝蓋一樣，脖子稍微往上抬起。一邊呼吸一邊維持這個姿勢7秒鐘。

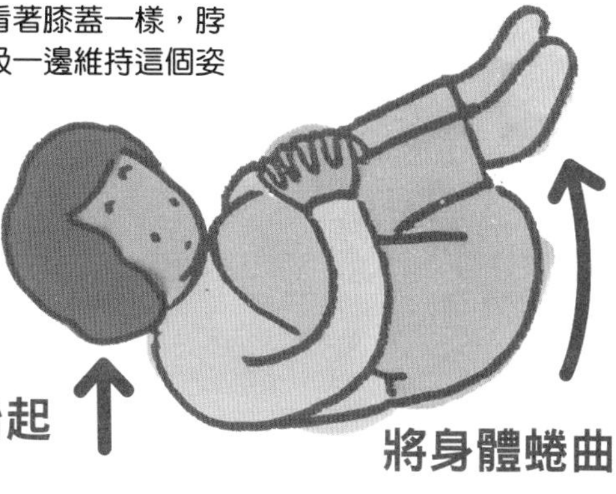
維持這姿勢 7 秒鐘
將身體蜷曲成球狀

腰部體操④

減緩腰部疲勞的午休運動

到了中午，從早上開始累積的腰部疲勞就浮現。當腰部略感痠痛時，建議做左頁上圖的伸展操。慢慢伸展，讓腰部放鬆，但要注意起身時動作也要慢。如果動作太快反而會傷到腰部。

若是可以平躺，不妨也試試左頁下圖的運動。雖然有點吃力，但能有效強化關節周邊的肌肉，可以緩和腰部的負擔。

包括睡眠時間在內，腰部整天都持續承受著負擔。因腰痛而煩惱的人，不只白天，隨時都可以做這些運動，會變得輕鬆很多喔！

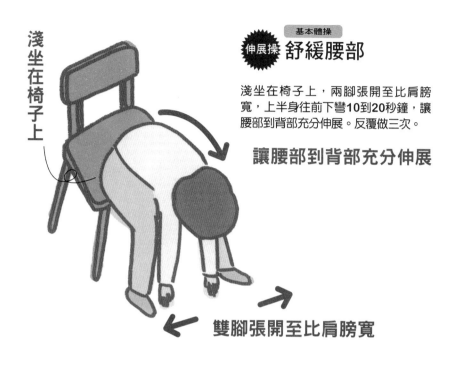

基本體操

伸展操 舒緩腰部

淺坐在椅子上，兩腳張開至比肩膀寬，上半身往前下彎10到20秒鐘，讓腰部到背部充分伸展。反覆做三次。

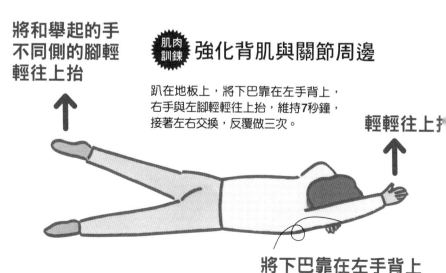

肌肉訓練 強化背肌與關節周邊

趴在地板上，將下巴靠在左手背上，右手與左腳輕輕往上抬，維持7秒鐘，接著左右交換，反覆做三次。

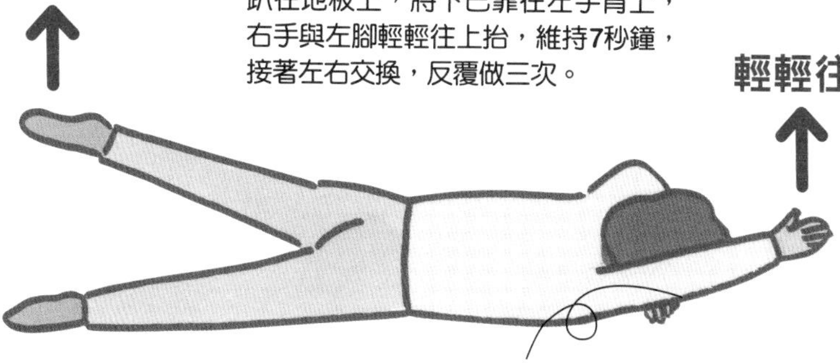

雙腳體操①

鍛練股關節周邊的肌肉

說到關節痛，最具代表性的就是膝蓋或腰部的關節，但股關節有毛病的人也不在少數。股關節疼痛的主要原因有三種：①長時間持續施力，導致骨骼變形；②關節僵硬；③關節周邊肌肉衰退。這裡介紹的運動，不但能有效舒緩僵硬的股關節周邊，也可有效鍛練抬腳時的重要肌肉。

左頁上圖的運動，鍛練的是大腿根部及連接背骨與骨盆的腰大肌、髂腰肌等肌肉。由於這些肌肉位於身體深處，日常中往往不會意識到它們的存在，但這些肌肉一旦衰退，大腿就很難抬起來，容易跌倒。此外，這些運動也具有緊實腰部和提臀的效果，針對這個目的運動的人，也請務必做做看。

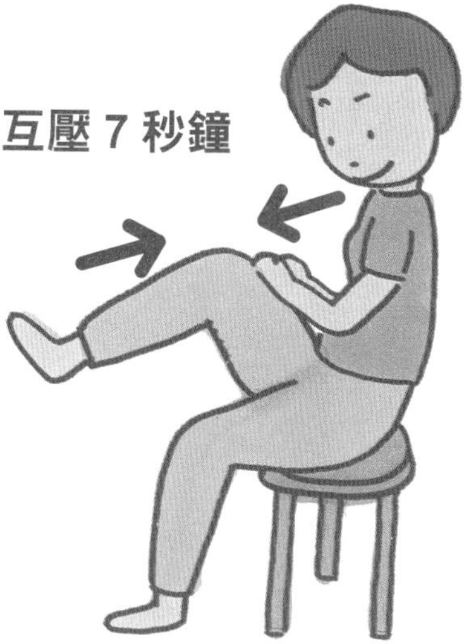

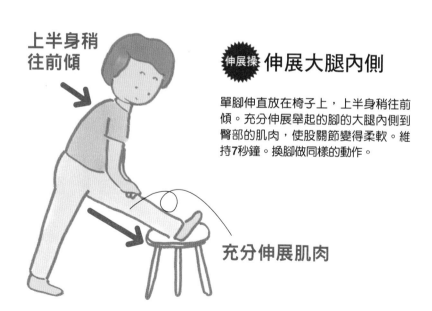

基本體操

肌肉訓鍊 提升股關節周邊的肌力

坐在椅子上，雙手交疊放在任一腳的膝蓋上。疊放著雙手的腳往上半身靠近，不要憋氣，以手腳互壓7秒鐘。以左右各做三次為目標。

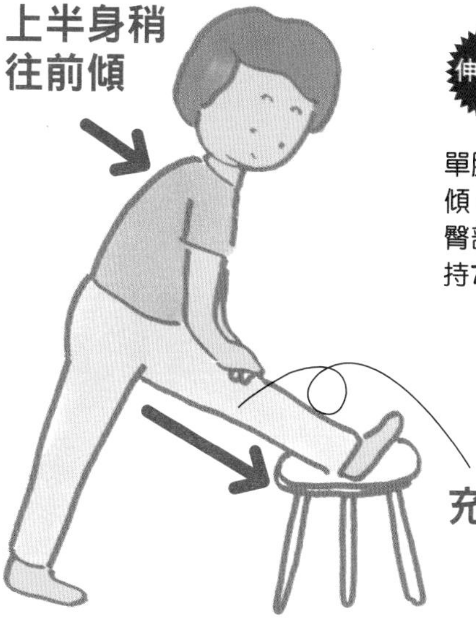

伸展操 伸展大腿內側

單腳伸直放在椅子上，上半身稍往前傾。充分伸展舉起的腳的大腿內側到臀部的肌肉，使股關節變得柔軟。維持7秒鐘。換腳做同樣的動作。

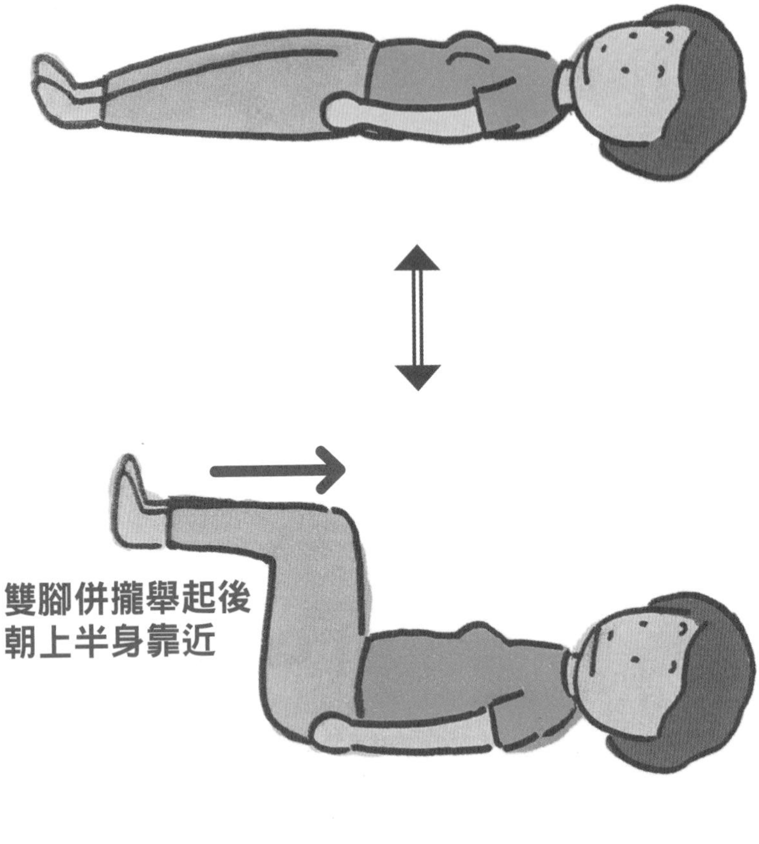

肌肉訓練 提升股關節周邊的肌力

仰躺，雙腳併攏後舉起，朝上半身靠近。以好做的速度來做即可。伸直雙腳時可平放在地板上，但如果略微懸空更能強化肌肉。做五次為**1**組，每次做**2**至**3**組。

肌肉訓練

抬高大腿以鍛練腰大肌

雙手疊合後放在大約腰部的高度上。像是要以膝蓋碰到手掌般，將大腿往上抬。這樣能鍛練大腿根部及連接背骨、骨盆的腰大肌，左右各做五次。腳能抬得很高的人，你可將雙手放在胸前的位置來做這運動。

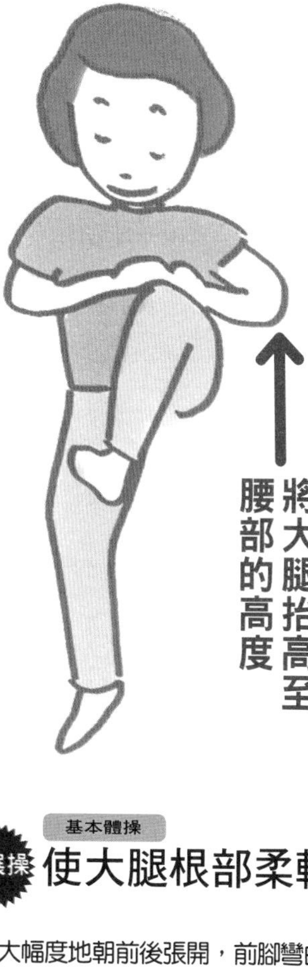
將大腿抬高至腰部的高度

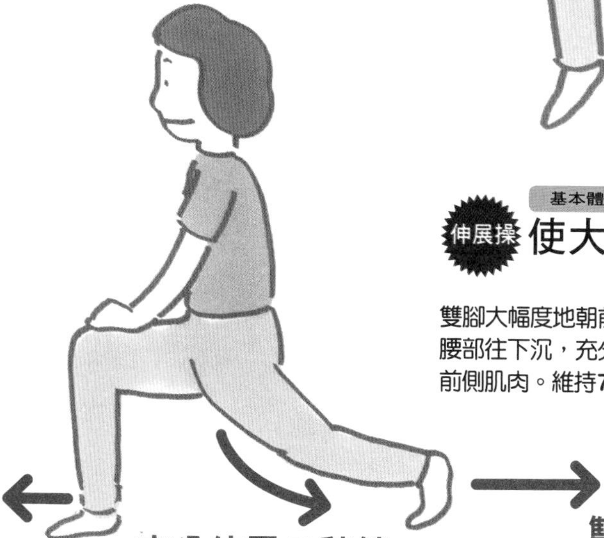
充分伸展 7 秒鐘
雙腳大幅度地朝前後張開

基本體操

伸展操

使大腿根部柔軟

雙腳大幅度地朝前後張開，前腳彎曲，腰部往下沉，充分伸展後腳大腿根部的前側肌肉。維持7秒鐘後換另一腳。

雙腳體操②

鍛練雙腳，享受外出的樂趣

春天或秋天是非常適合出遊的季節，不過你是否有過這樣的經驗呢？難得的休閒時光，卻因為走得太累，晚上就精疲力竭。這是受到冬、夏兩季肌力衰退的影響。由於寒冷或炎熱導致活動力下降，腳力也會降低約百分之五至百分之十。

為了能夠盡情享受出外遊玩的時光，加強雙腳的肌力及強化肌肉與心肺功能的耐力就很重要了。左頁上圖的運動目的是提升肌力，下圖的運動則可提升耐力。

此外，以第35頁的抬大腿運動來取代走路也很有效。我待在研究室時，也會一邊打電話一邊做抬大腿運動。你不妨也試試看。

肌肉訓練 提升大腿的肌力

先淺坐在椅子上，將左腳的阿基里斯腱貼在右腳背上。使出全力將右腳像是要往上踢似地向前施力，左腳則往身體方向施力。一邊呼吸後一邊維持這個動作7秒。然後左右腳交換，重複3次。（第15頁也介紹過這個運動）

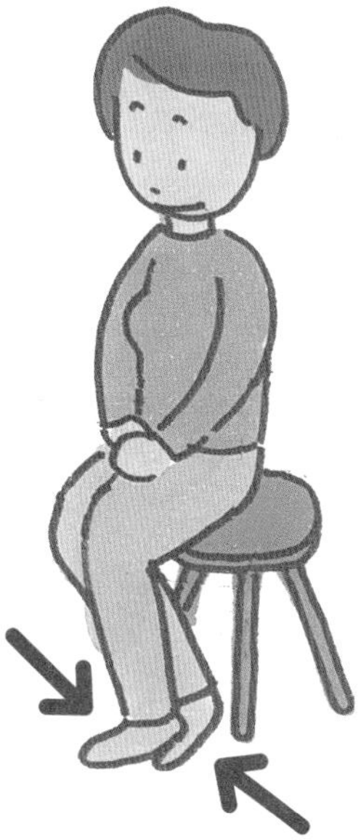
以腳踝互壓 7 秒鐘

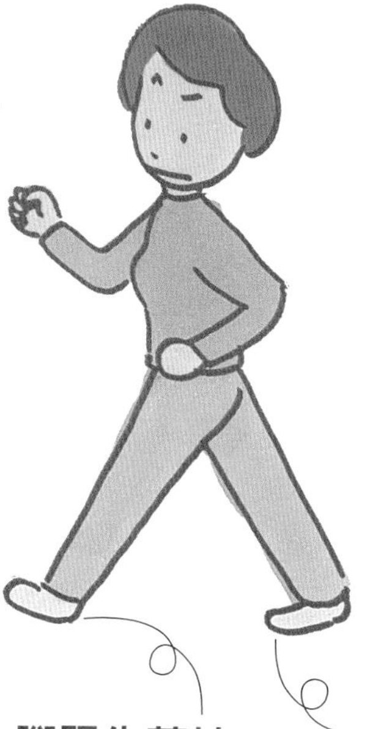
快走5分鐘
腳跟先著地
踢出腳尖往前走

走路 加強耐力

試著維持在呼吸有點急促的速度，挑戰5分鐘快走吧！距離可依個人狀況調整，約以四百至七百公尺為目標。像是在競走般，步幅跨得比平常大一些（約增加一隻鞋的長度），腳跟先著地，再踢出腳尖往前走。

雙腳體操③

消除雙腳的疲勞

雙腳之所以感覺疲勞，多半都是由於小腿肚腫脹。如果一直站著或坐著，沒有伸縮小腿肚肌肉，血液就會停滯不動。要將這些血液送回心臟，輸入新鮮血液，都要用到被稱為第二心臟的小腿肚肌肉。若是靠運動無法消除疲勞，睡覺時將雙腳抬得比心臟高也可以。

非常疲勞時，不妨輕快地走個15分鐘吧！藉由走路，可讓身體吸取更多的氧氣，並將累積在肌肉中的乳酸（產生疲勞的物質）分解掉。運動選手在比賽後會做一些簡單的運動就是這個道理，可說是「積極的休息法」。感覺疲倦時若只是躺下來休息，反而難以消除疲勞。

伸展操 伸展小腿肚

先站直，為避免失去平衡，將雙手貼在牆上會比較安全。手扶著桌子或椅子也沒關係，但別忘了確認桌椅是否會搖晃。反覆做二十次腳跟上下擺動的動作。想要更有效果時，就間隔10秒，再做兩組（合計六十次）。

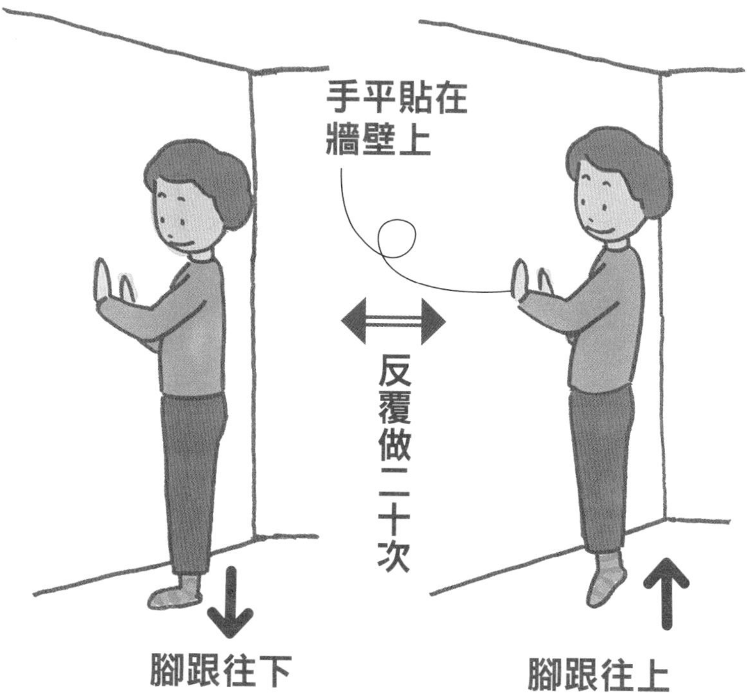

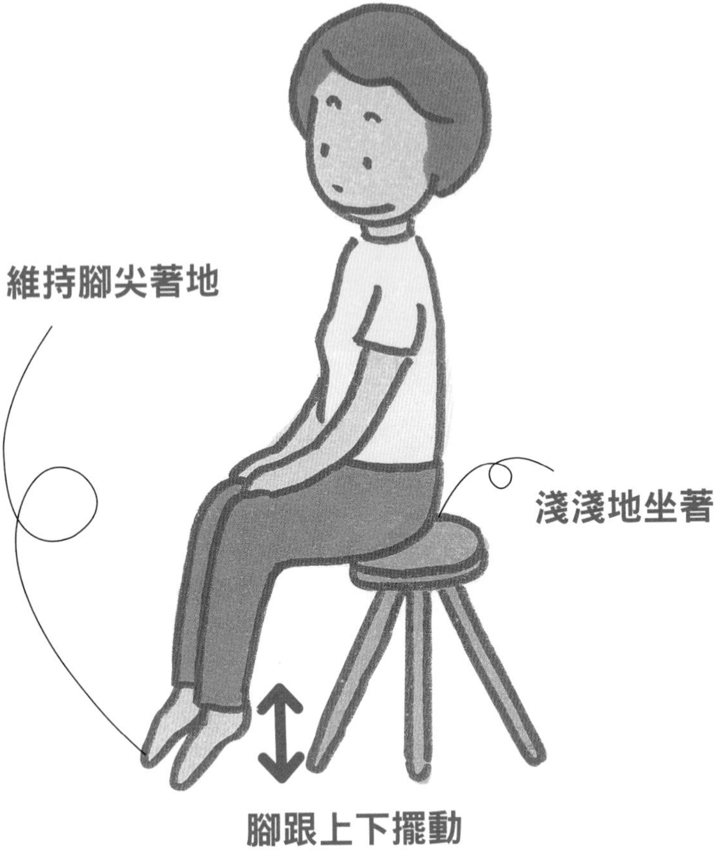

伸展操 刺激小腿肚

淺坐在椅子上，腳尖著地，雙腳同時做腳跟上下擺動的動作。速度不要太快，以一定的頻率反覆做約**30**秒左右。可刺激小腿肚，改善滯留於下半身的血液循環。外出旅行時不妨也試著做看看。

以走路維護心臟與血管的健康

走路可強化心臟、淨化血管。
也能提升持久力，使脂肪燃燒，對減肥也很有效。

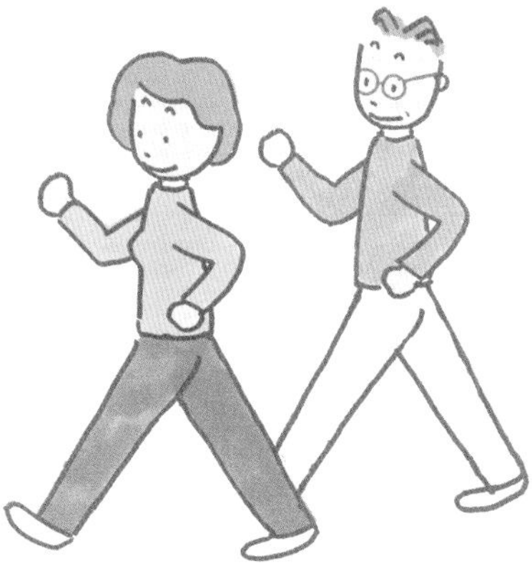

走路①
正確的姿勢才能有效的維持健康

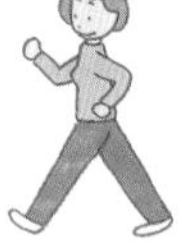

人的身體機能會隨著年齡增加而衰退，但若持續運動，還是能維持健康的身體。今天拚命努力運動，隔天休息，像這樣集中運動是沒有效果的。能夠不勉強地每天持續做下去的運動，就是走路。

話雖如此，若只是慵懶地走路，也不可能有良好的健身效果。此外若是持續用錯誤的方式走路，不要說變健康，反而有可能成為身體出問題的原因。如大幅度地擺動手臂、大步走路等，按照自己的方式走路的人，也要檢視自己的姿勢是否正確。

越是健康的高齡世代，越有因太過努力而導致膝蓋或腰部疼痛的狀況。所以先學會正確的走路方式吧！

走路 記住基本的抬腿和手臂擺動方式

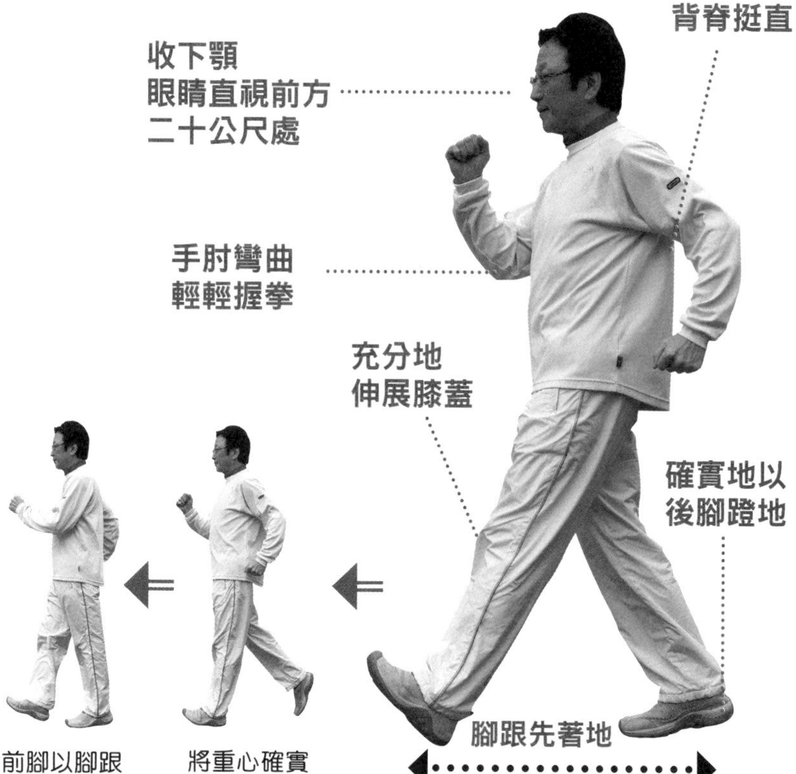

前腳以腳跟先著地，當重心移到大拇趾時後腳離地。

將重心確實放在著地的腳上。另一隻腳伸直並往前移動。

步伐約身高的百分之四十五至百分之五十

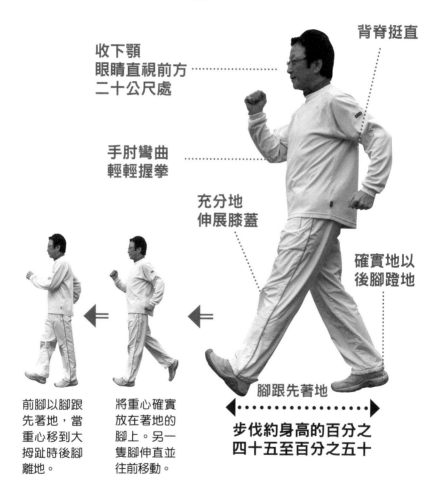

依照自己的方式走路，
不但效果不佳，也會成為受傷的原因

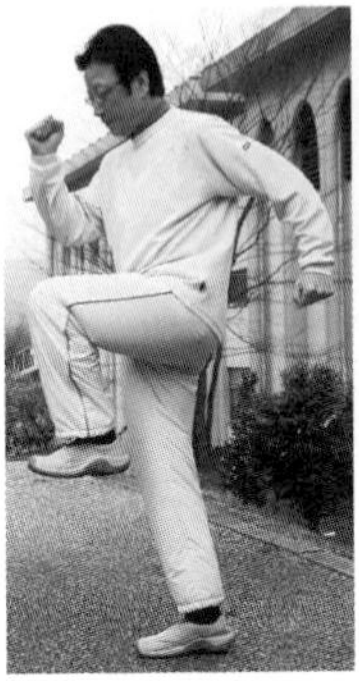

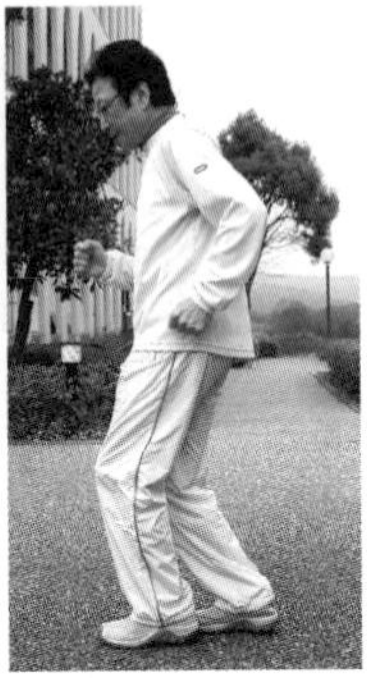

NG

拖著腳步走或是腳抬得太高

像在地面上滑動般拖著腳步走路，不但無法鍛練肌肉，還很容易跌倒。走路時將腳抬得過高，也很浪費精力。

NG

低頭走路或駝背走路都不好

頭部的重量約3至4公斤，若老是低著頭走路，可能導致頸椎疼痛。駝背走路則會導致肩膀僵硬。

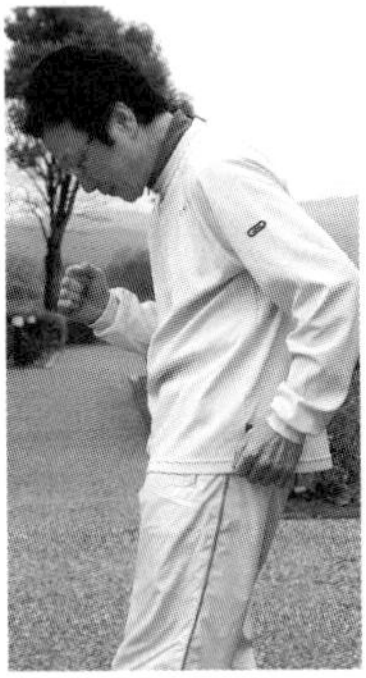

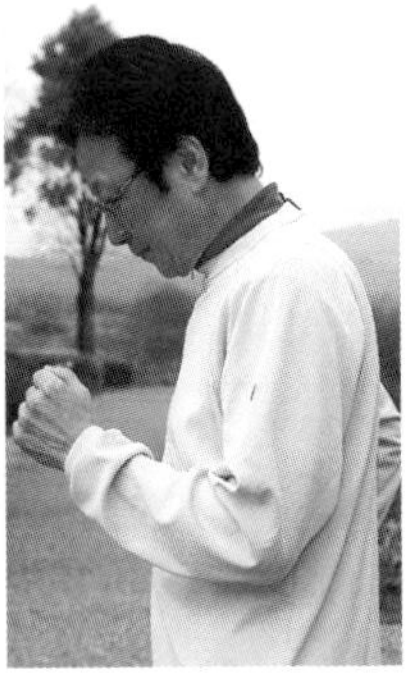

擺動手臂的訣竅 OK

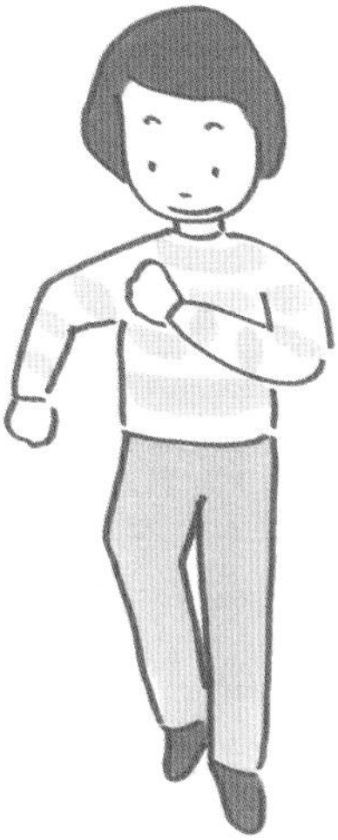

手臂朝左右擺動
能減輕肩膀的負擔

由於女性的肩膀較弱，走路時最好將手肘彎曲，手臂朝左右而非前後擺動，可以減輕肩膀的負擔。

NG

手臂擺動得太用力或幅度太大
都是導致肩膀疼痛的原因

手臂伸直大幅度地擺動，手臂的重量會對肩膀造成很大的負擔，導致疼痛。就算將手肘彎曲，若是往後擺動的幅度太大，也會造成負擔。

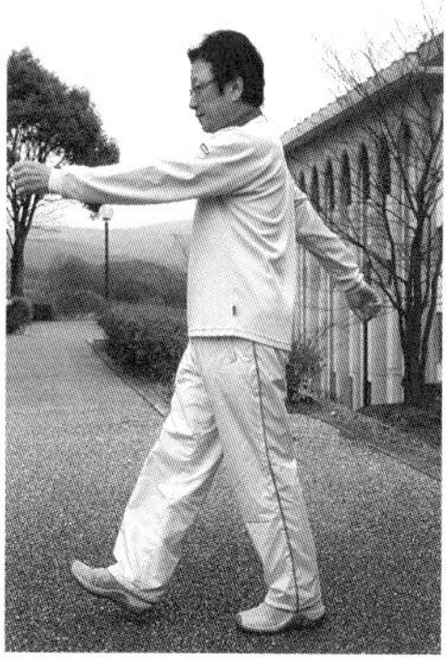

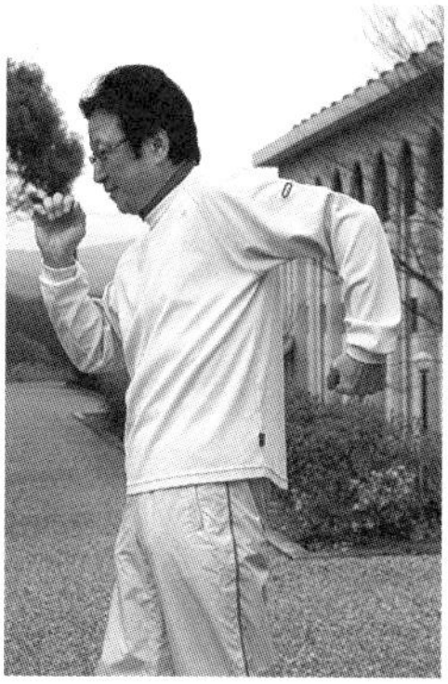

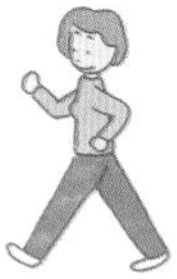

走路②
稍微改變走路的方法，骨骼就會強壯

以正確的姿勢和比平常大的步伐走路，可鍛練雙腳和腰部的肌肉，但如果你平常運動不足，令人擔心的不只是肌力，還有骨骼衰退的問題。

由於縱向的刺激會使骨骼變強壯，所以「咚咚」地用力踏步走，具有預防骨質疏鬆的效果。如果覺得一邊走路一邊用力踏步很難，就利用等紅綠燈或站著的時候做，坐在椅子上踏步也可以。

另外，走路也能有效預防肥胖。以會稍微出汗的程度快走二十至三十分鐘，脂肪就能有效地燃燒。一開始以5分鐘為目標，慢慢地延長時間吧！但要避免走得快到有點喘、無法說話，或是會大量流汗的走路方式。

坐在椅子上踏步也OK

站著踏步身體會搖晃時，就坐在椅子上踏步也**OK**。膝蓋往上抬，腳用力筆直地踩踏地面。左右腳交互做十至二十次。

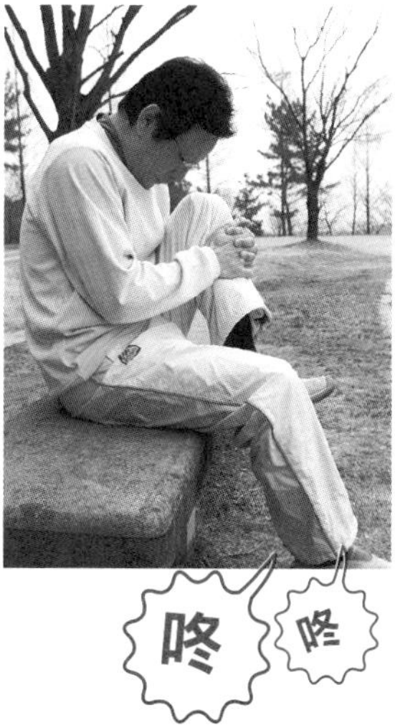

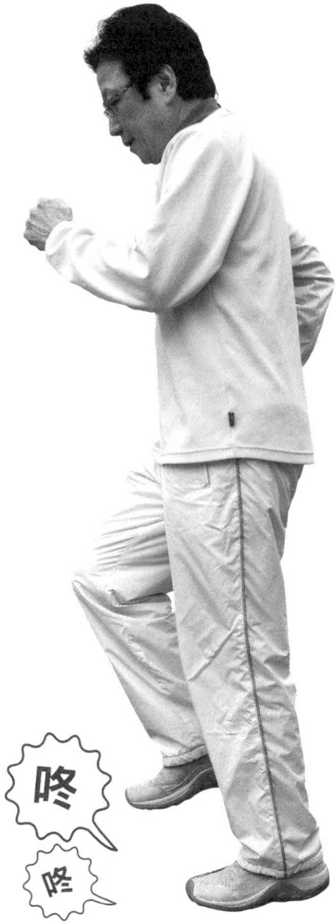

走路 咚咚地用力踩踏地面來鍛練骨骼

曲起膝蓋，大腿稍往上抬高，雙腳有力地踏在地面上。不妨試著在走路途中加入這個踏步方法。以踩踏十至二十步為目標。腰部或膝蓋疼痛者請不要做！

走路③

做前、後伸展操，身體就不會出毛病

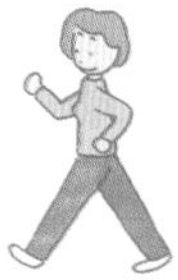

經常有人問我：「是否有適合膝蓋或腰痛時的走路方法？」基本上，不只是膝蓋和腰部，只要身體不舒服時都不適合做走路運動。如果肌力因此衰弱，就做些像是坐在椅子上抬放雙腳等運動，以不會增加負擔的方式活動肌肉吧！

有時走路也會造成腰部或膝蓋疼痛。為避免受傷，走路前後都要做伸展操。

尤其阿基里斯腱在突然開始運動時很容易受傷。請一定要在做完伸展操，充分舒緩肌肉後再開始走路。此外，為了避免走路後疲勞殘存於肌肉中，一定要充分地伸展背部、大腿內側、屁股的肌肉。以能夠維持正常呼吸，在不會感到疼痛的範圍內，盡量慢慢地伸展肌肉。

伸展操 伸展阿基里斯腱

雙腳朝前後大幅度張開，後腳腳跟貼地，前腳彎曲，雙手置於膝蓋上。體重放在前腳上，邊吐氣邊慢慢地伸展阿基里斯腱。在不會感到疼痛的範圍內，維持這個姿勢**7**秒鐘。左右交互做三至五次。

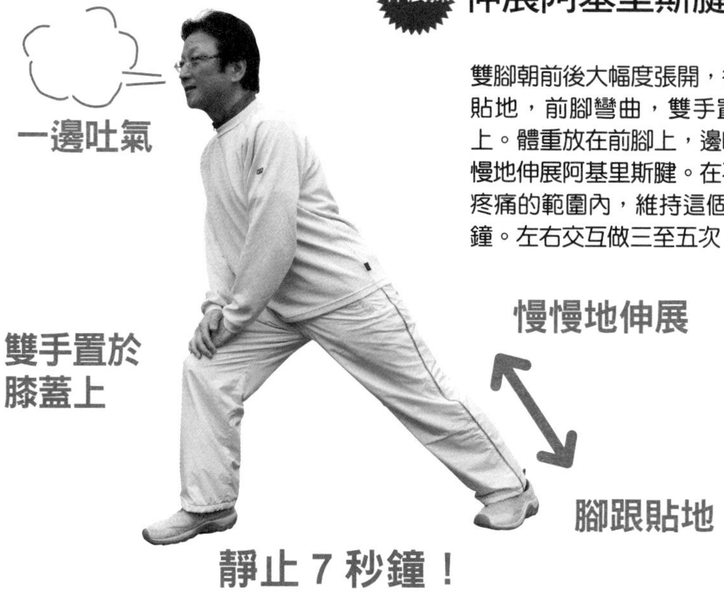
一邊吐氣
雙手置於膝蓋上
慢慢地伸展
腳跟貼地
靜止 7 秒鐘！

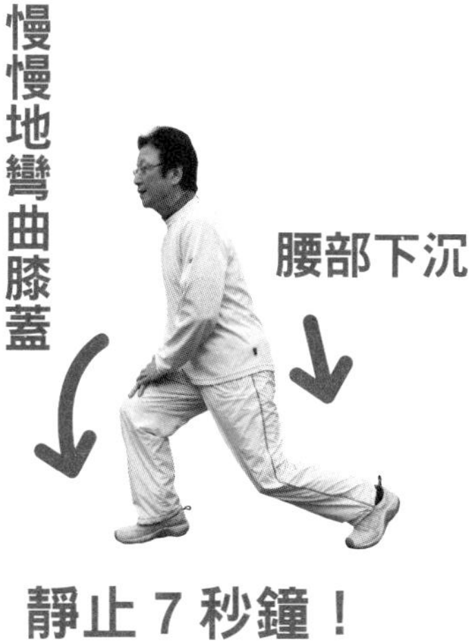
慢慢地彎曲膝蓋
腰部下沉
靜止 7 秒鐘！

伸展操 伸展股關節

腳大幅度往前踏出一步，雙手置於前腳的膝蓋上，慢慢地彎曲膝蓋，將腰部往下沉，邊吐氣邊伸展股關節。在不會感到疼痛的範圍內，靜止**7**秒鐘，再慢慢將腰部往上，恢復原來的姿勢。左右交互做三至五次。

伸展操 伸展屁股到大腿的肌肉

坐在椅子上，單腳彎曲，以雙手抱住往胸前拉近。一邊吐氣一邊慢慢地伸展屁股到大腿內側的肌肉，靜止7秒鐘。左右交互做三至五次。

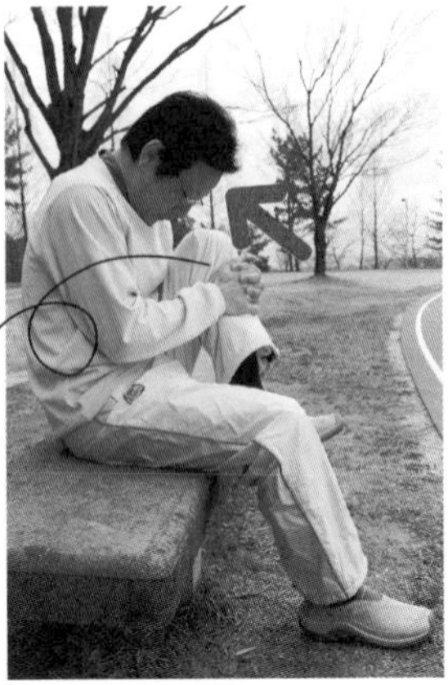

將腳抱往胸前

伸展操 伸展腰部與背部

雙腳張開比肩膀略寬地坐著，頭朝下，像要將身體塞入雙腳間，邊吐氣邊將上半身慢慢往前傾。伸展腰部與背部後，靜止7秒鐘，再回到原來的姿勢。做三至五次。

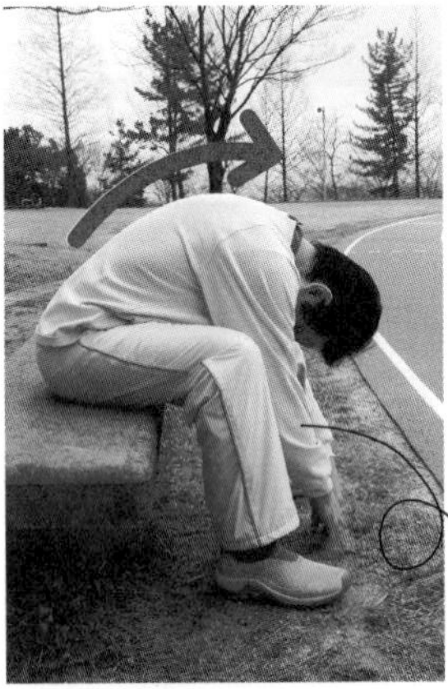

身體埋入雙腳之間

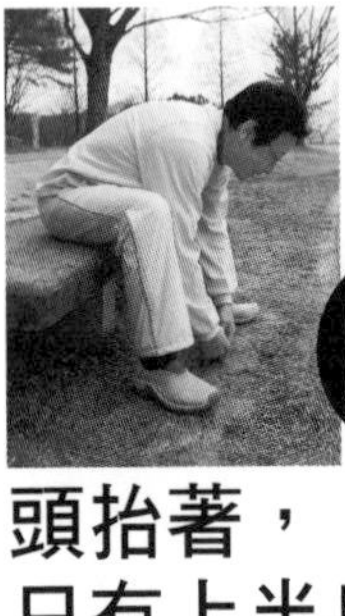

NG

頭抬著，只有上半身往前彎

這個姿勢會讓背部的肌肉無法放鬆。頭部要自然下垂，像要以頭部的重量來拉伸背脊。

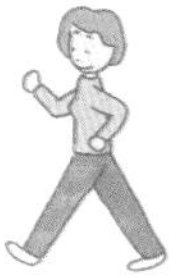

走路④ 淨化血管的走路運動

為了要淨化血管，有效地燃燒血液中多餘的脂肪就很重要。為達到這個目的，最好的運動還是走路。走路可有效地使全身的血液循環變好，恢復血管的彈性。話雖如此，光靠走路效果還是有限。重要的是要恪守以下兩點。第一點是要走二十分鐘以上。因為要走十二分鐘以後，脂肪才會開始有效地燃燒。

第二點是要走到身體有點發熱或微微出汗的程度。脂肪要被送進肌肉裡燃燒，才會轉化為能量。這時肌肉的溫度是重點，攝氏三十八度時脂肪會最有效率地燃燒。但由於很難測量肌肉的溫度，所以維持微微出汗的感覺就好。天氣較冷時，不妨將暖暖包放在口袋中再走路。

重點彙整

養成每天走的習慣比距離更重要，以自己的步調來走，不要勉強！

最近很盛行走路健身，因此經常能看到以往沒在運動的人努力走路的身影。雖然養成走路的習慣很棒，但高齡世代的人們有點認真努力過頭了，這點很令人擔心。

對距離或步數的執著也是令人擔心的一點。就算目標是走一萬步或二十分鐘以上，若是覺得不達成目標就不行，反而會累積壓力而無法長久持續下去。身體不舒服時，量力而為就好，重要的是每天愉快地持續走下去。

我會在工作用的記事本上記錄每天走路的步數，平均下來一天還不到五千步，但這種程度就很足夠了。

局部健身操

肩膀或脖子僵硬，頭腦或眼睛疲勞，小腹明顯凸出……
對這些身體在意的地方，本章將介紹具效果的重點改善體操。

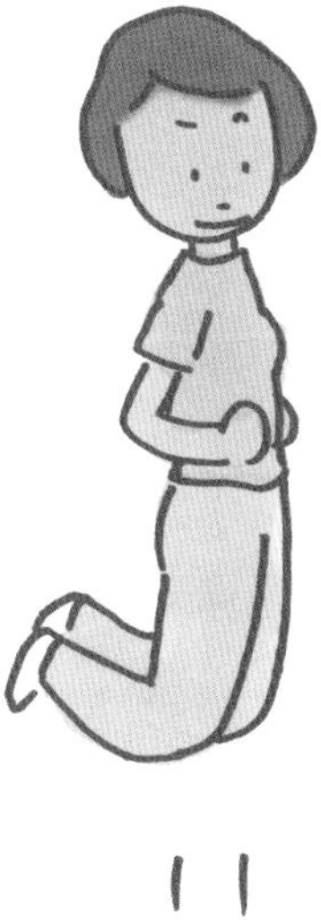

消除壓力體操①

舒緩肩膀、頸部

成人頭部重約三至四公斤。肩膀與頸部的肌肉為了抗衡這重量支撐頭部，整天都持續在用力。由於是一直在工作的肌肉，疲勞時就要立刻讓它恢復。

我們感到僵硬或疲勞時，常會小幅度地轉動頸部，但既然要做，當然要做更有效的運動。先大幅度地轉動頸部一圈，接著再往反方向轉一圈。左右各轉至少五次。

肩膀或頸部的肌力一旦變差，就更容易變得僵硬或是感到肌肉疼痛，姿勢因此變差的話，也會成為腰痛的原因。所以不要忘了在舒緩肩膀肌肉的同時，做左頁的運動來鍛練肌肉。

伸展操 緩解肩膀僵硬

盡全力拱起雙肩，不要憋氣，維持7秒鐘。7秒鐘後慢慢放下雙肩。

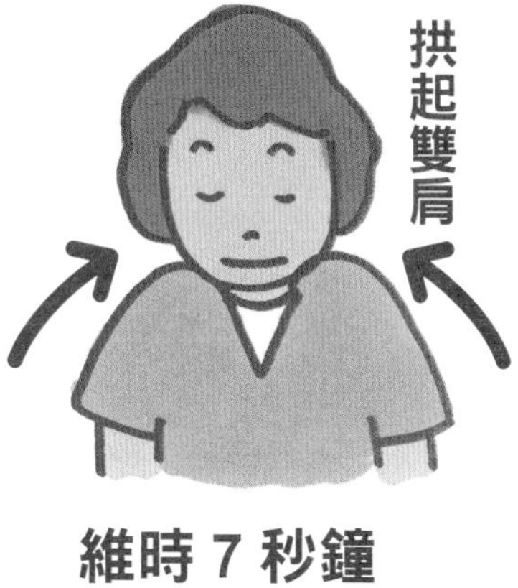
拱起雙肩
維時 7 秒鐘

肌肉訓練 強化肩膀及頸部肌肉

將雙手手指交握，手掌置於後腦勺上。頭部往後，手朝前方分別用力互壓，維持這個姿勢7秒鐘。

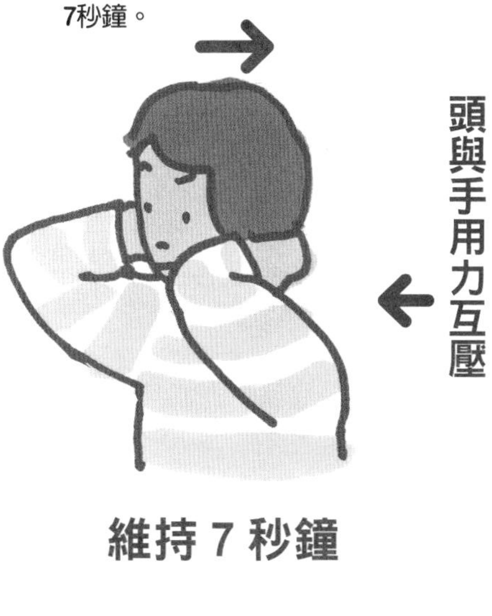
頭與手用力互壓
維持 7 秒鐘

消除壓力體操②

消除眼睛疲勞

眼睛疲勞的主因有兩點：轉動眼睛的肌肉（眼肌）的疲勞與眼睛乾燥。我們看東西時是靠運動眼肌來聚焦的。可是眼睛如果一直盯著電視或電腦等同一個地方，眼肌為了持續聚焦在一點上就會用力。這就是眼睛疲勞的第一個原因。由於變僵硬的眼肌沒辦法從外部按摩，所以要轉動眼睛來消除疲勞。

眼睛疲勞的另一個理由「乾燥」，最有效的對策則是分泌淚水。淚水肩負清洗眼睛表面及補充營養等重要的角色，但隨著年齡的增加，淚水的分泌量也會減少，所以能兼顧水分補給，促進淚水分泌的運動才有效。

但不要搓揉或按壓眼睛。就像做糖尿病等疾病的檢查時，也會檢測眼底是否有出血，眼睛的血管是非常容易破損的，所以絕對不能對眼球施加壓力。

活動眼部肌肉來消除疲勞

臉部不動，只有眼睛慢慢地朝上下左右轉動。約做20秒。

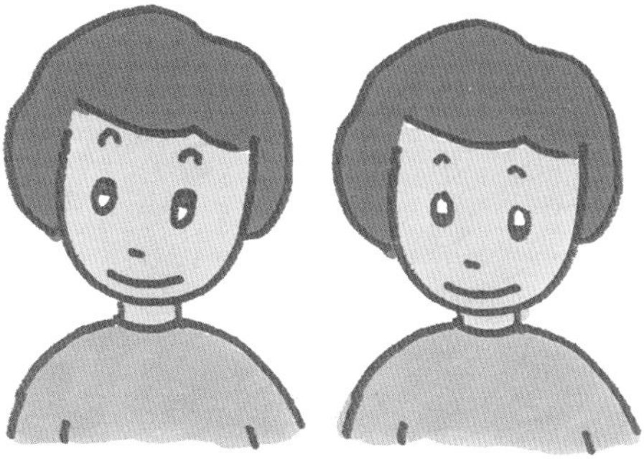

慢慢地只轉動眼睛

以淚水給眼睛補充營養

將眼睛盡量張大後停5秒鐘。接著再緊閉眼睛5秒鐘。反覆這樣的動作五次左右，眼淚就會流出來。

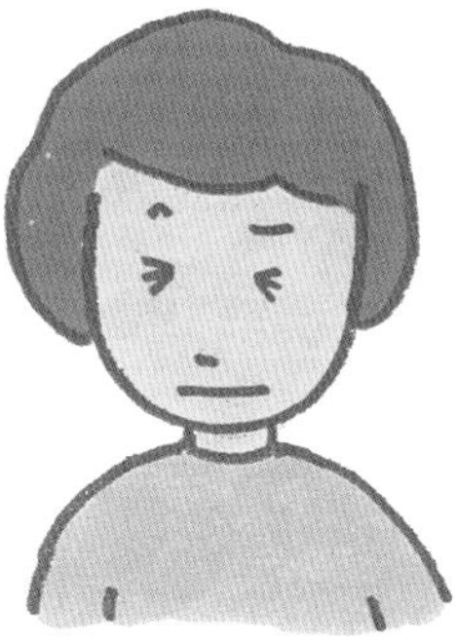

眼睛先盡量張大後
再緊閉起來

熱敷也有效

將蒸過的熱毛巾鋪在眼睛上，也能有效促進眼睛的血液循環。溫度控制在感覺微溫的程度即可。

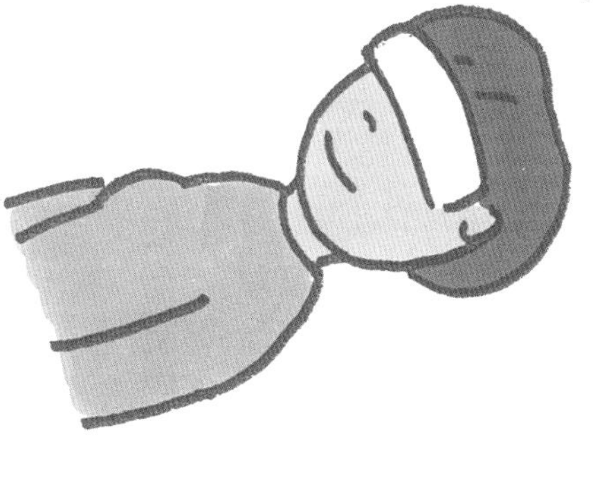

消除壓力體操③

使頭腦清醒

大腦即使沒在我們的意識下運轉時，也在進行龐大的工作。其代表就是身體的控制。肌肉中有所謂的肌梭，肌肉現在處於怎樣的狀態，肌梭會持續地將訊息傳送到大腦。如果持續同樣的姿勢而感到不適，不只肌肉本身會疲累，處理這個訊息的大腦也會疲累，甚至心情也會受到影響而變得焦躁。

為了使頭腦變得清醒，肌肉的放鬆是很重要的。不過再怎麼用腦，也無法使肌肉放鬆的。要藉由先用力再放掉力氣來放鬆。

左頁上的運動，手臂若因五十肩等毛病而無法抬舉至肩膀高度時，就稍微放低一點做，手臂很難往後轉動時也不要勉強。

伸展操 轉動肩胛骨

左右手手指伸直後併攏，將手臂整個往上抬舉到肩膀高度。接著像要將肩胛骨往背骨靠攏般，用力將手臂往後轉動，保持這個姿勢7秒鐘。反覆同樣的動作三至五次，每次中間休息都5秒鐘後再做。

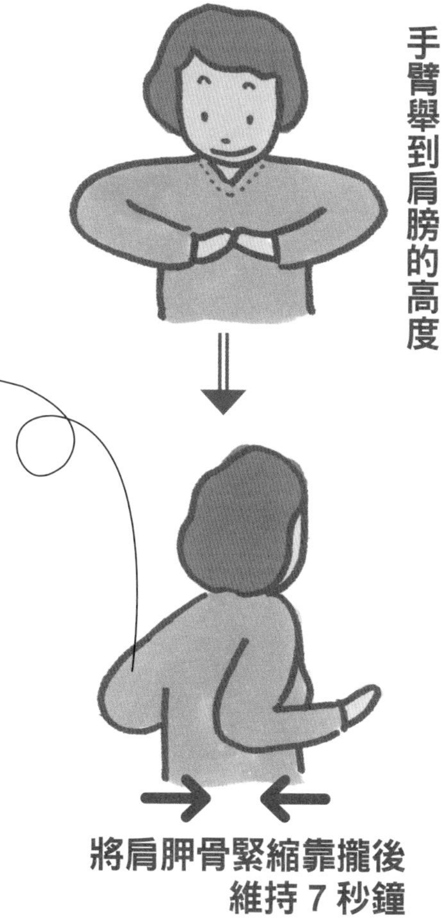
手臂舉到肩膀的高度
將肩胛骨緊縮靠攏後
維持 7 秒鐘

伸展操 以舉拳頭來轉換心情

兩手肘稍微彎曲後握拳，一邊呼吸一邊輕輕地朝肩膀舉起，整隻手臂用力，維持7秒鐘。然後慢慢地放掉力氣。想要緩和緊張情緒或是轉換心情時，做這個運動也很有效。

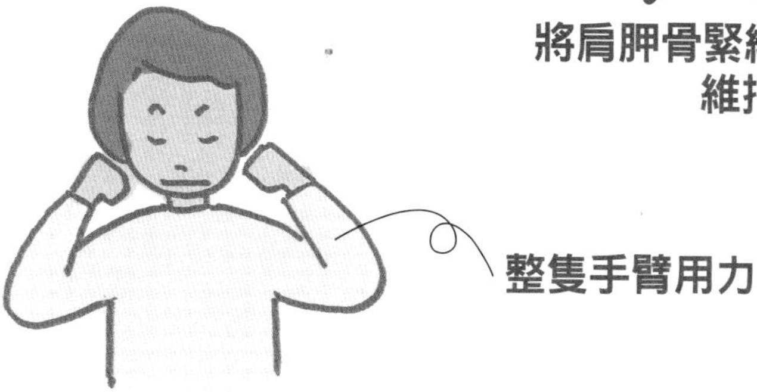
整隻手臂用力

消除壓力體操④

日常生活中勤快地給大腦刺激

若是給大腦好的刺激，大腦運轉也會變得活潑，重點是要做一些平常不習慣或不擅長的事。以下介紹獨一無二的腦部鍛練法。

就像每天生活中可不時活動身體來鍛練肌肉，只要多花點心思，也有很多鍛練頭腦的方法。做些平常不太做或覺得不擅長的事情，頭腦就能受到相當的刺激。重要的是並非做些困難的事，而是充分地活用指尖或五感來進行刺激。

除了左頁的運動外，也很推薦「在手中滾動珠子」。準備兩顆核桃或高爾夫球大小的圓珠，在手掌中來回轉動。不要只用慣用手來做，兩手都做會更有效。

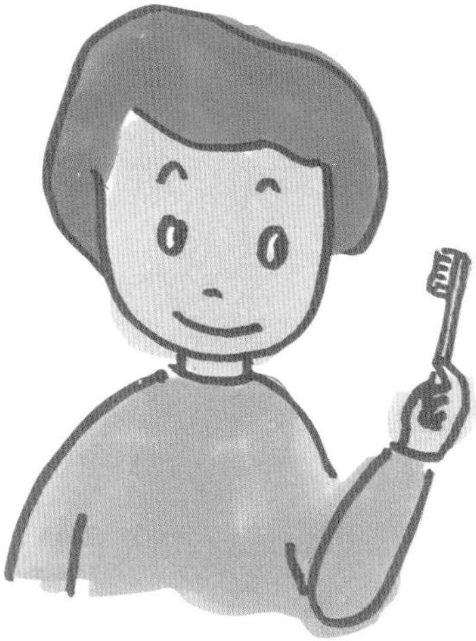

鍛練非慣用手

以非慣用手拿筷子或刷牙。這樣若因生病等因素，無法使用慣用手時，另一手就能派上用場，不僅不會妨礙到日常生活，受到的衝擊也會減半吧！

穿針引線

男性很少做針線活吧？不妨挑戰看看。只是將線穿入很小的針孔裡，指尖靈巧的動作就能刺激大腦。請女性親友教授簡單的縫鈕釦或是縫補衣服來試試看吧！

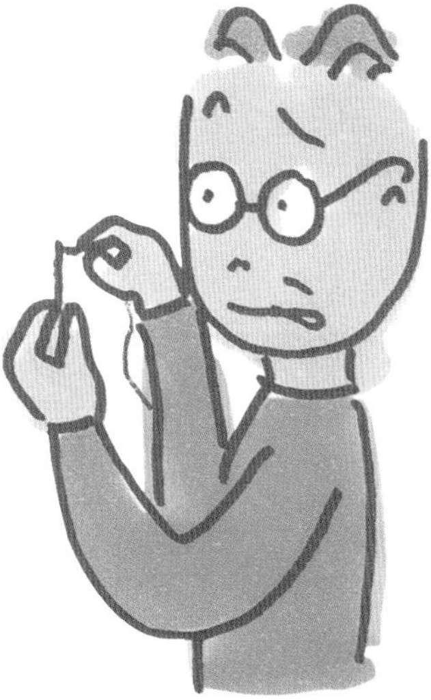

從身體內部強化①

強化骨骼

暫且不說成長期，一般都認為成年後骨骼就不會再有變化了，但我們的骨骼是每天都在生長變化的。藉由破壞變得脆弱的骨細胞，製造出新骨骼的細胞（造骨細胞）的作用，使身體獲得支撐。

造骨能力會在二十歲時達到高峰，男性約在四十歲後慢慢衰退，女性則是在停經後急遽衰退。

因此重要的是要盡早刺激造骨細胞，最簡單的方式就是跳躍。以跳起來後著地的動作，瞬間施加體重三至五倍的力量，這時骨骼上所產生的像電氣般的刺激會傳給造骨細胞，促進吸取血中的鈣的作用。但如果你有骨質疏鬆或腳痛問題就請不要勉強喔！

肌肉訓練 以腳踏地板刺激骨骼

這個訓練連膝蓋疼痛的人也能輕易進行。坐在椅子上，單腳往上抬，再用力地「咚」往下踩踏地板。左右腳分別踩踏五次。

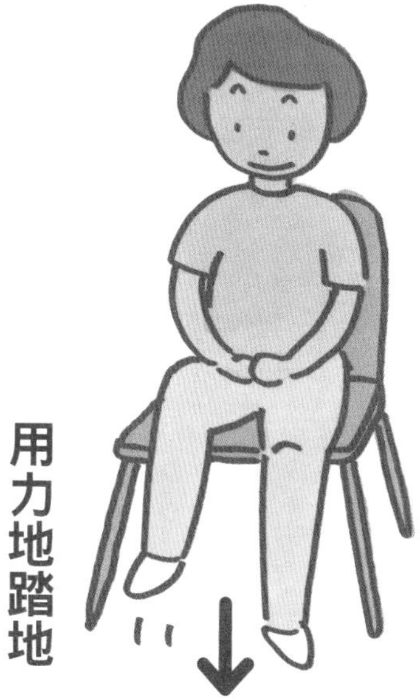

肌肉訓練 用力地往上跳

一天只要用力地往上跳五次就**OK**。但不是連續往上跳，而是跳一次之後休息**5**至**10**秒左右後再跳。

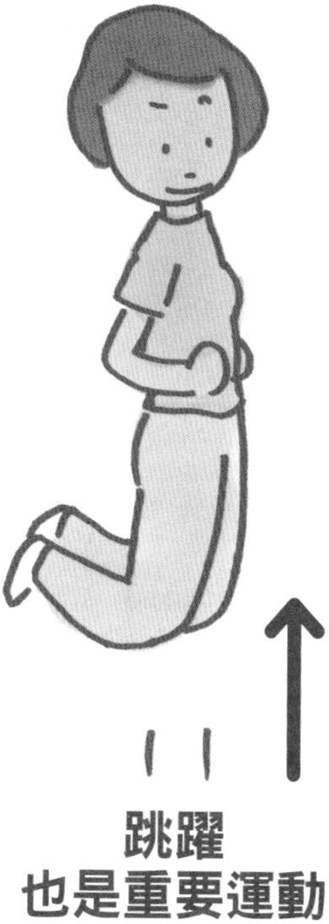

肌肉訓練　藉著用力擊掌使手骨變強壯

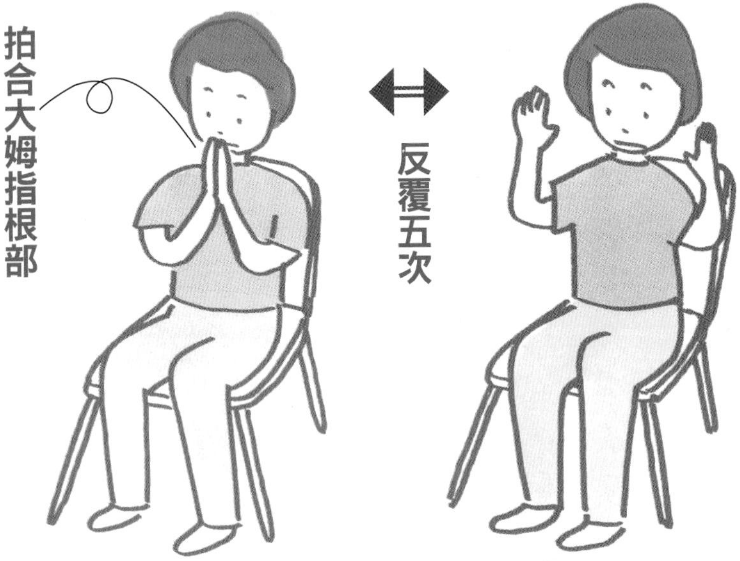

以拍合大姆指根部的感覺來用力拍手，反覆做五次。

坐在椅子上，在胸前將雙手張開。

從身體內部強化②

緊實腰部

不論男女，都很在意腹部凸出的問題。

你是否覺得「明明很努力走路了，但腰部卻一直瘦不下來」呢？走路確實能有效地使脂肪燃燒。為了維持健康，一天走路二十至三十分鐘是很重要的，但要使腰部緊實，除了走路外，還要加上鍛練腹肌的運動。

也許有人會質疑：「若是鍛練腹肌，腰部會不會反而變粗？」

肌肉原本就有百分之五十至百分之七十是水分，一旦運動量減少，水分會屯積得更多，肌肉就會鬆弛。所以靠運動來鍛練肌肉，逼出多餘的水分，就能使腹部緊實。在我的研究中，也有兩個月腰部就瘦了二十二公分的人。

此外適合每個人的運動量不同，若是運動到會引起肌肉疼痛的程度，就表示運動過度，這時應該要減少運動的次數，而非節省力氣。

肌肉疼痛要恢復約需要兩週的時間，這段期間要避免長時間泡熱水澡。由於是為了保持健康才運動，所以千萬不要勉強。

左頁的運動以左右邊分別做三至五次為一組。若是希望能在短期間內提升成效，試著一天做三組吧！

特別是當成睡前運動，能促進睡眠中成長荷爾蒙的分泌，效果最大。不過晚上小酌後做運動容易出事。請盡量不要在喝酒後做運動。

肌肉訓練 使腹部周邊變細

仰躺，舉起單邊膝蓋，用力朝上半身靠近。將手肘伸直，雙手併攏貼放在舉起的膝蓋上。然後像要將膝蓋推回去般，手臂用力往前推。保持這個姿勢，手臂持續用力地慢慢從1數至7。左右邊分別做三至五次（一組）。

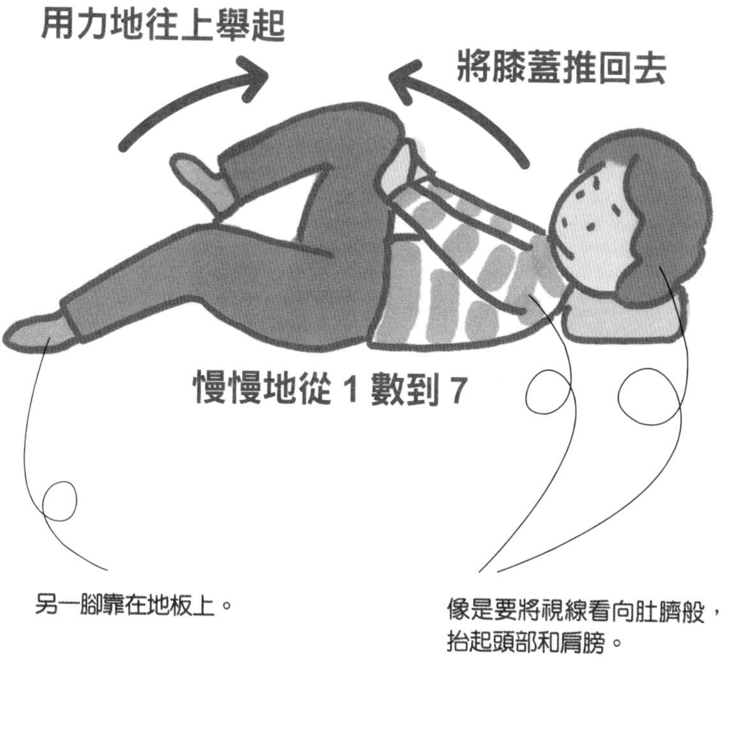
用力地往上舉起
將膝蓋推回去
慢慢地從 1 數到 7
另一腳靠在地板上。
像是要將視線看向肚臍般，
抬起頭部和肩膀。

從身體內部強化③

使內臟充滿活力

運動能力或容貌等身體外在的衰退，很容易看得出來。但隨著年齡增加，腸胃等身體內在的運作也會變得遲緩。為了要更美味地享用好吃的食物，試著挑戰能提高內臟作用的運動吧！

話雖如此，由於無法真正運動到胃部。所以要以左頁上方的腹式呼吸訓練來促進腸子的蠕動。若能維持肚子鼓起或內縮的狀態7秒鐘，就能鍛練腹肌（次數請限於五次以內）。

也很推薦深呼吸。深深地從鼻子吸一口氣，停止1至2秒，再盡可能地慢慢從嘴巴吐氣。藉由促進副交感神經來放輕鬆，可提高腸胃的作用。

以腹式呼吸使肚子鼓起、內縮

邊吸氣邊鼓起肚子，邊吐氣邊將肚子往內縮。採取比深呼吸稍快的速度，做快速的律動。以每1秒鐘反覆吸、吐的感覺，持續做30秒至1分鐘。

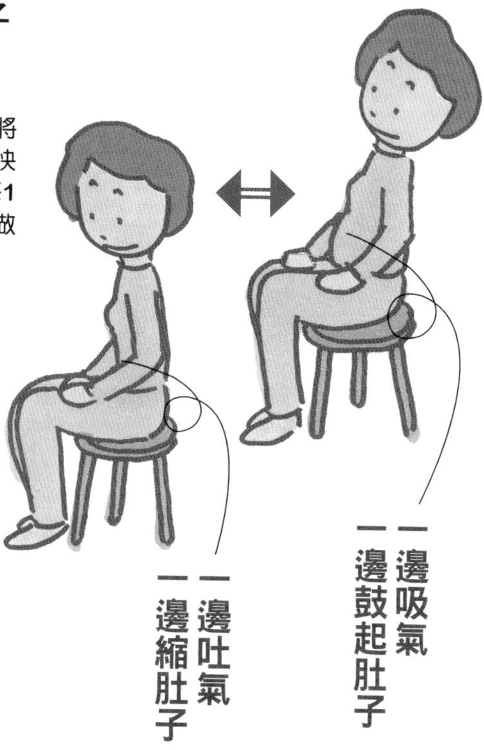

持續 30 秒至 1 分鐘

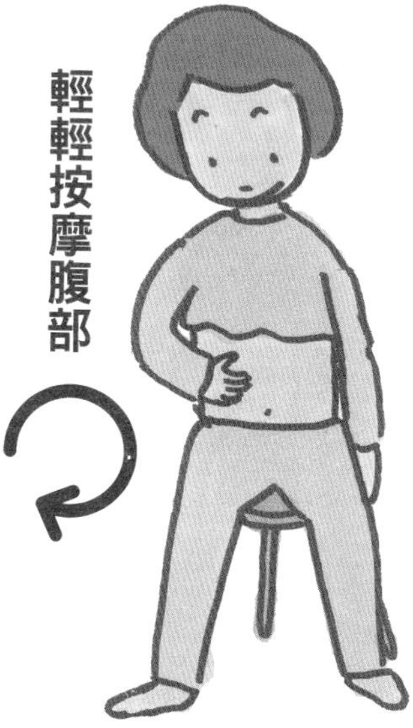

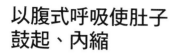

腸子的按摩

依順時鐘方向做腹部的自我按摩，輕輕按摩數次。

因食欲旺盛而感到煩惱的人，這些運動也能有效減肥。因為可以消除減肥的大敵之一——便祕。

「吃得好，睡得好，排便順暢」是很重要的健康基礎。為預防及消除便祕，養成用餐後30分鐘內上廁所的習慣很重要，一旦有便意就不要忍耐。

除了睡眠時間，養成每兩小時喝一杯水的習慣吧！人本來就容易缺乏水分，隨著年齡的增加，狀況會更加明顯，變得容易便祕。

多花點心思，就是人生能吃得美味、活得愉快的訣竅。

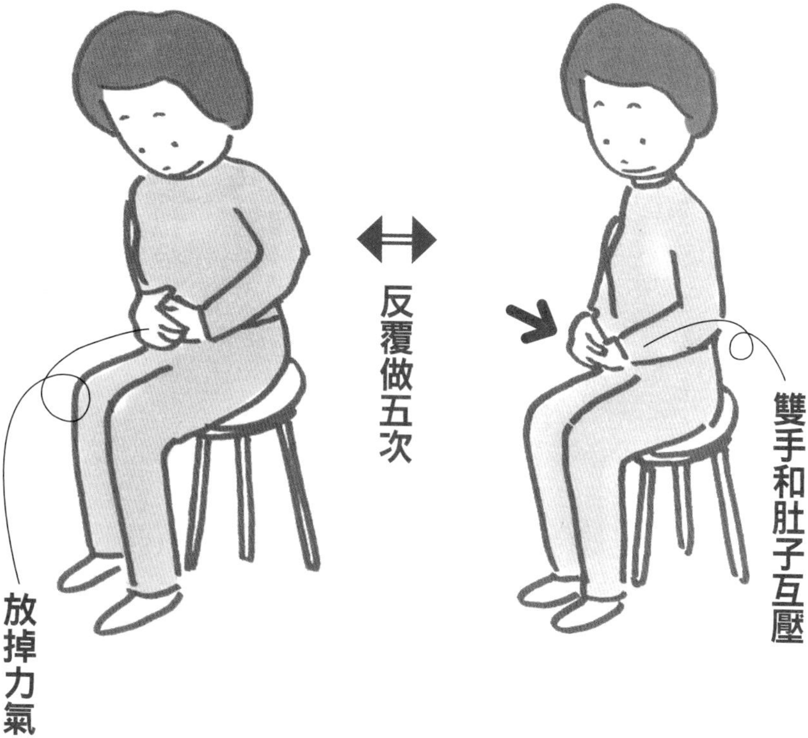

肌肉訓練 鍛練排便力

坐在椅子上，雙手貼放在肚子上，肚子用力鼓起的同時，以手掌按壓肚子，就這樣維持**2**至**3**秒鐘後，再放掉力氣。反覆做五次。強化腹壓，就能鍛練排便力。

健康專欄

以7秒體操與三大運動延長「健康壽命」

你知道「健康壽命」這個用語嗎？

這是從平均壽命減去因生病、痴呆、衰弱等需要受照護狀態的期間所得到的歲數。

以日本人的情況來說，男性的健康壽命為72.3歲，相較於平均壽命的78.4歲，相差6.1歲。而女性的健康壽命為77.7歲，相較於平均壽命的85.3歲，相差7.6歲（以上都是2002年的數據）。相差的歲數，就等於身體患有某種毛病而無法自立生活的期間。

人生的長度固然重要，但確保人生的品質也同樣重要。在生活中納入7秒體操與三大運動，與延長健康壽命息息相關。

（文／「每日的發現books」編輯部）

日本人的健康壽命與平均壽命

※據2002年當年 WHO（世界衛生組織）的調查

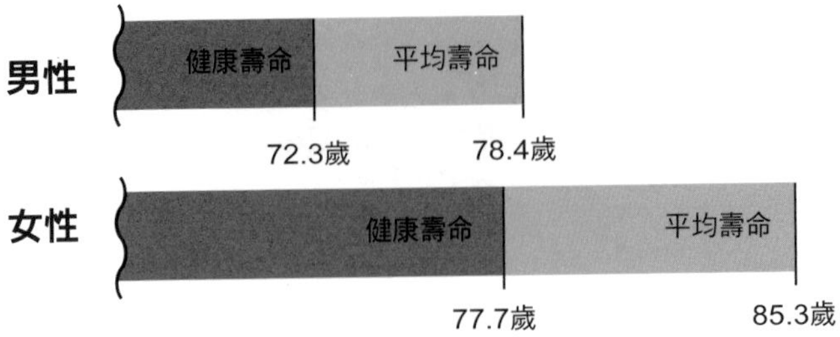

早・中・晚一天的體操

本章將介紹從清醒到入睡前可一邊做事一邊進行的體操。
只要善加利用一些空閒時間，就能維持健康喔！

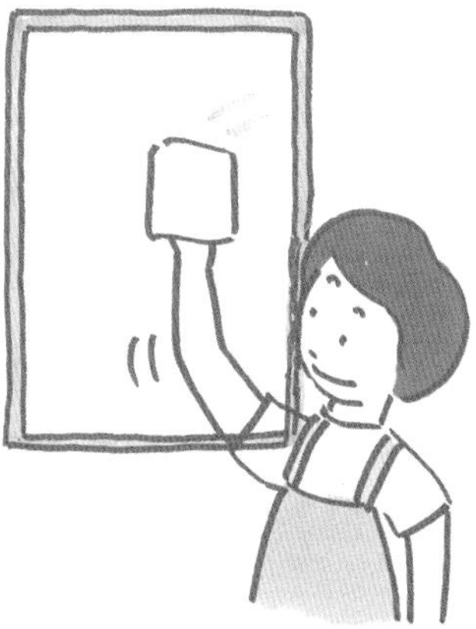

早上的提神醒腦操①

早上運動的重點是不要過度努力

不是有很多人早上一起床就立刻去慢跑或走路嗎？早上若是身體和大腦還未進入運動模式時就進行激烈運動，不但會對身體造成多餘的負擔，甚至會引發毛病。早上的運動，最重要的就是不要太過努力。

人的身體在就寢中會受到副交感神經的支配，體溫降低，心跳與呼吸也變得平穩。早上醒來後交感神經便開始作用，到了中午會變得更加活潑，並切換成為適合運動的狀態。

早上的運動，重點在於使頭腦清醒，順利切換到交感神經。話雖如此，但這並不是很難的事，只要按壓手指尖、扭腰，稍微活動身體就夠了。

活動手腳來刺激大腦

直接躺在棉被裡，將雙手雙腳輕輕地往上抬舉，晃動數秒鐘。

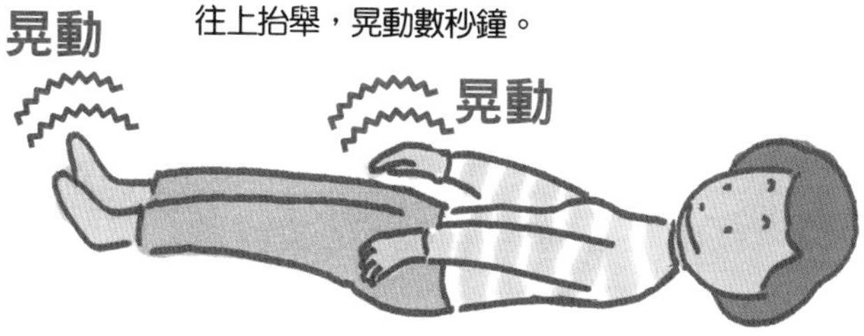

藉由指尖併攏的動作使頭腦清醒

要使頭腦清醒，就先從刺激指尖開始。因為大腦百分之八十五的運動區域與指尖到手掌、手腕一帶有著密切的關聯。這個將指尖併攏的運動，在清醒後或是還躺在床上時都可以做。

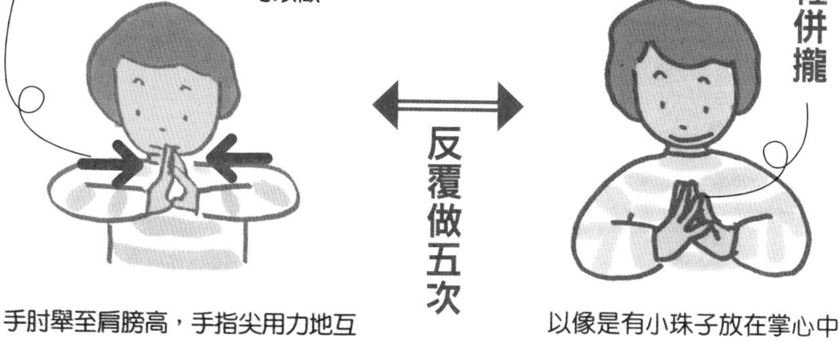

手肘舉至肩膀高，手指尖用力地互壓**7**秒鐘。注意不要將整隻手指都併攏。然後放掉力氣，恢復到右圖的姿勢。反覆做五次。

以像是有小珠子放在掌心中的感覺，輕輕將指尖併攏。

早上的提神醒腦操②

緩解足腰的關節、肌肉

清爽地醒來的祕訣，就是盡快給夜間經過休息的大腦刺激。最簡單的就是75頁的手部運動。特別是指尖會傳送很多的訊息給大腦，能有效地活化大腦的功能。

而另一點不可忘記的，就是要緩解睡覺期間變得僵硬的足腰關節與肌肉。腳踝或腰部僵硬容易跌倒，做這些運動也有預防的效果。

尤其是寢室在二樓的人要特別注意。報告顯示，從樓梯上摔下來的意外多半發生在關節活動不靈活的清晨。

要清爽地迎接早晨的來臨，才能充實愉快地度過一天。試試簡單的早晨運動吧！

伸展操 扭轉腰部使其變得柔軟

這是伸展在睡覺期間變僵硬的腰部的運動。若不使腰部變得柔軟，走路時腳就會拖著地走，容易跌倒。

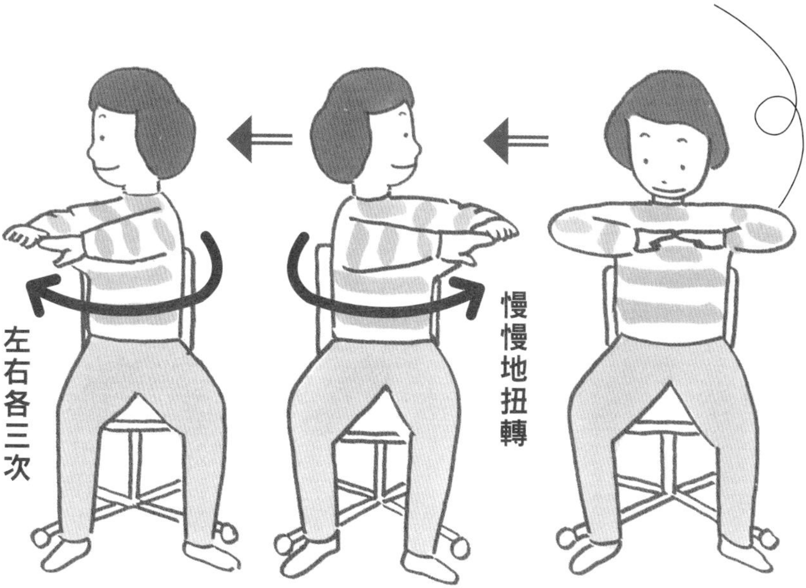

坐在椅子上，手肘彎曲，雙手指尖在胸前接觸。

以左手肘被往後拉的感覺，慢慢將腰朝左側扭轉。扭轉到最大幅度時維持7秒鐘，然後回到正面。

右側也一樣向後扭轉。左右各三次。

伸展操 使足腰變柔軟

蹲下後再慢慢站起來的動作，也對強化足腰，伸展小腿或大腿內側肌肉很有效。但如果膝蓋或腰部有毛病，請不要做這項伸展操。

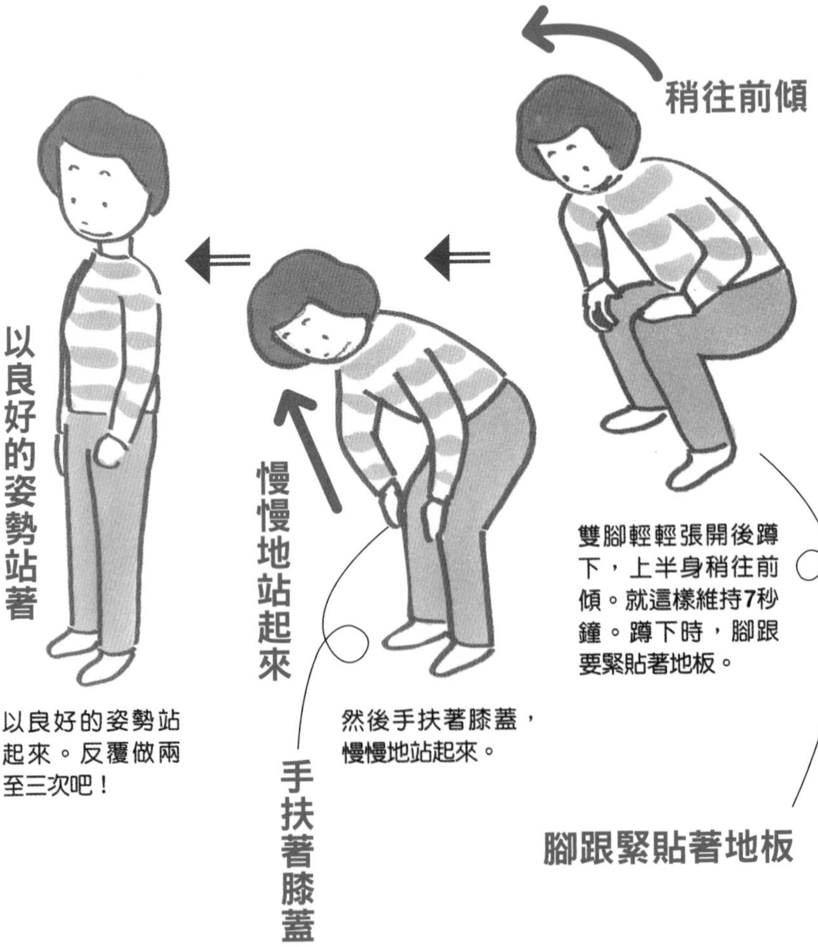

稍往前傾
以良好的姿勢站著
慢慢地站起來
手扶著膝蓋
腳跟緊貼著地板

雙腳輕輕張開後蹲下，上半身稍往前傾。就這樣維持7秒鐘。蹲下時，腳跟要緊貼著地板。

然後手扶著膝蓋，慢慢地站起來。

以良好的姿勢站起來。反覆做兩至三次吧！

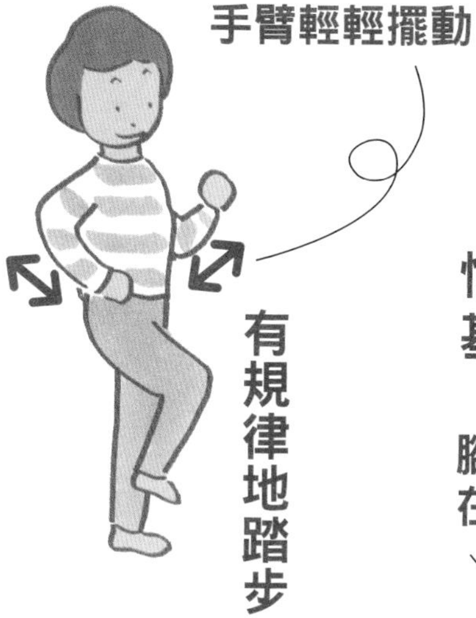

使全身都變得清醒

當大腦與足腰的感覺都甦醒後，接下來就要使整個身體都變得清醒，所以來做原地踏步運動吧！一邊輕輕擺動手臂，一邊有規律地踏步15至30秒鐘。接著出去走點路也不錯。

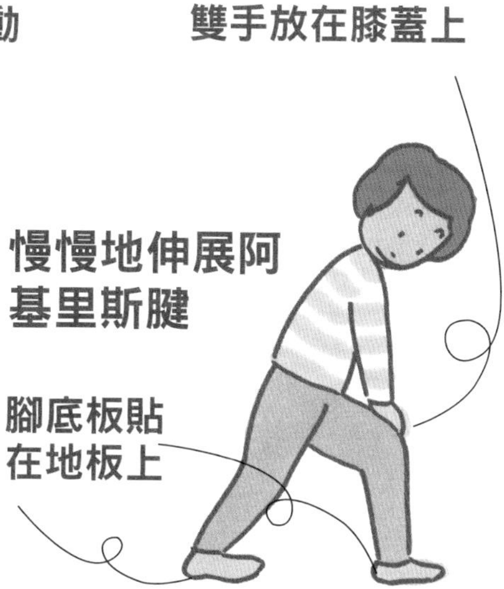

伸展操 舒緩變僵硬的腳關節

雙腳朝前後張開，雙手放在往前伸的腳的膝蓋上，上半身往前傾，慢慢地伸展往後張開的腳的阿基里斯腱7秒鐘。重點是腳底板要貼在地板上，這時要注意不要上下晃動身體。左右腳交換做同樣的動作。

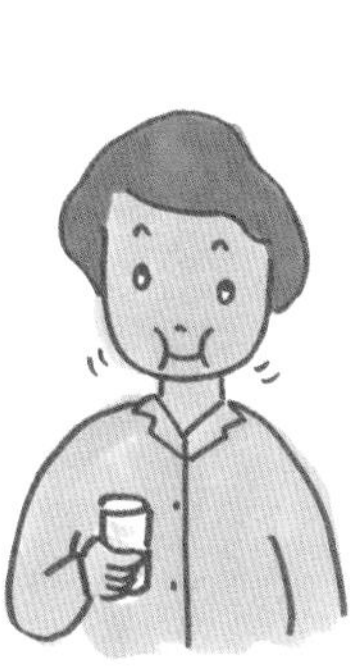

最後漱口

為了清洗掉睡眠時累積在口中的雜菌，就要漱口。藉由水的刺激精神會更好。以水漱口約三至四次。

生活中隨時可做的體操①

藉由每天的打掃來提升肌力

運動或體操並非要刻意空出時間來做，重點是要花點心思將運動融入日常生活當中。舉例來說，像是邊講電話邊原地踏步，或是邊吹頭髮邊做深蹲的動作等。

尤其是打掃的運動量幾乎和上健身房運動一樣。多下點工夫，效果就會倍增。譬如在打掃的時候，稍微注意一下姿勢，維持7秒鐘。這樣不但能加強肌力，培養柔軟度，還能促進血液循環，也能增進持久力和集中力。從前的人之所以有體力，就是因為都用抹布擦地板。

體力與肌力一旦衰退，就無法掌控自己的身體。打掃時有很多可以鍛鍊肌力的動作，利用打掃來強化上半身與腳力吧！

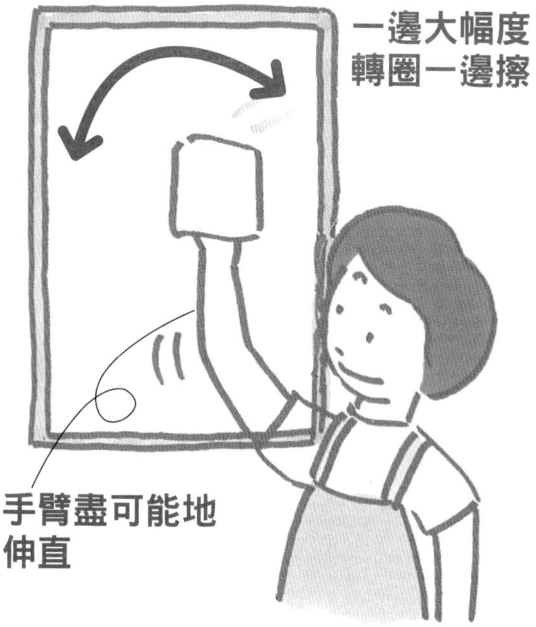

肌肉訓鍊 以擦窗戶來鍛練肩膀

盡可能伸展手臂，並大幅度地轉圈擦拭，就能鍛練到肩膀與肩胛骨。
維持手臂朝上伸直的狀態約7秒鐘，可以緩解肩膀以及肩膀到頸部、背部的僵硬與緊張。換另一手做同樣的動作。盡可能地不用椅子或梯子，將手臂伸展到極限。

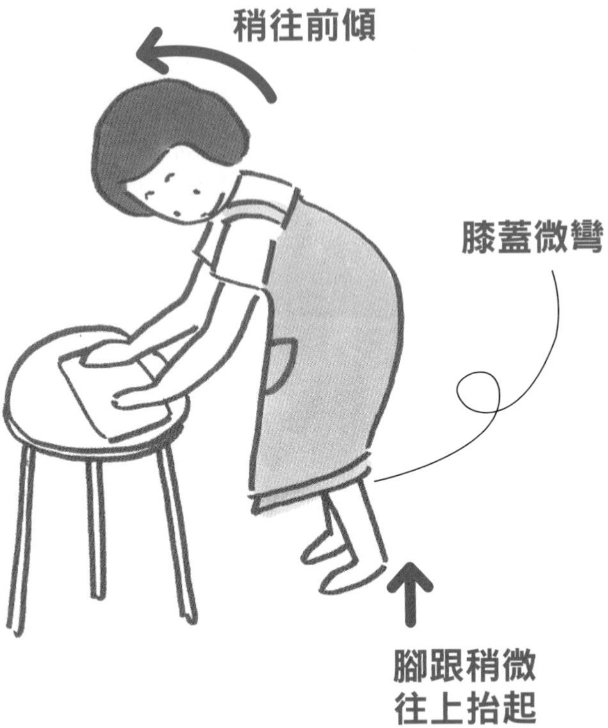

肌肉訓練

以擦桌子做上半身運動

擦桌子時，上半身稍往前傾，像游蛙式般雙手用同樣的動作畫圈，這樣就能成為肩膀、手臂、胸部的運動，也可鍛練到頸部與背部的肌肉。
這時若將膝蓋微彎，踮起腳跟，就會變成連腳力也運用到的全身運動。這樣不但能培養平衡感，也不會造成腰部疼痛。一邊以腳尖移動一邊保持這個姿勢7秒鐘，做四至五次。

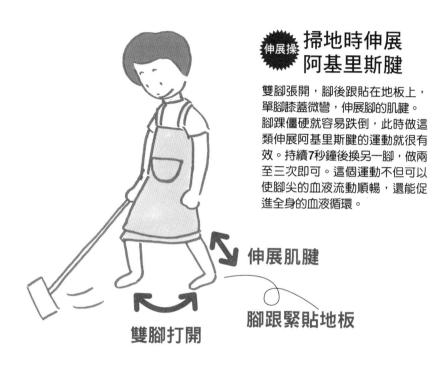

伸展操 掃地時伸展阿基里斯腱

雙腳張開，腳後跟貼在地板上，單腳膝蓋微彎，伸展腳的肌腱。腳踝僵硬就容易跌倒，此時做這類伸展阿基里斯腱的運動就很有效。持續**7**秒鐘後換另一腳，做兩至三次即可。這個運動不但可以使腳尖的血液流動順暢，還能促進全身的血液循環。

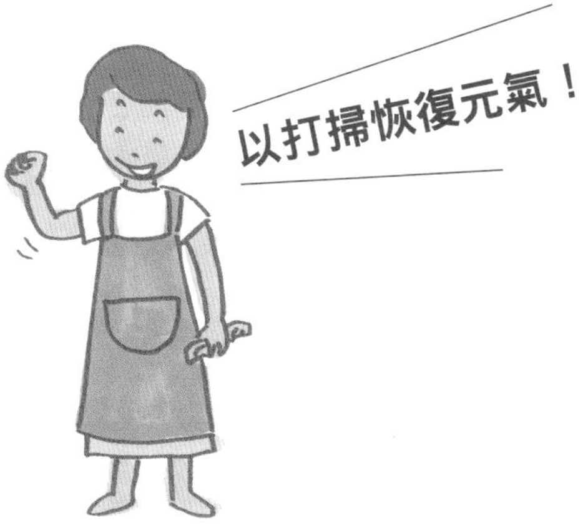

生活中隨時可做的體操②

以泡澡來提高肩膀的柔軟度

難得有機會，利用入浴時間做些對身體健康有益的事吧！

推薦給大家的是可以促進肩膀活動力的運動。造成很多人煩惱的五十肩，多半是因為血液循環不良導致肩膀的肌肉活動變差所造成。尤其夏天待在冷氣房的機會增加，更容易對肩膀造成負擔。要使血液循環變好，一定要做些努力。入浴時血液循環原本就會變好，做些簡單的運動，更能提升效果。

像在游泳池般，水的阻力也能適當地提高運動的強度。洗澡水的溫度在微溫的38℃就好。不過絕對不能勉強。因為入浴中血壓也會上升。以輕鬆地享受洗澡的樂趣，順便做訓練的感覺來試試看吧！

伸展操 促進血液循環來預防五十肩

將單手手臂輕輕往前伸，以另一手從下方撐著上臂，將往前伸的手臂慢慢靠往身體，在胸前停7秒鐘。左右手互換，各做三次。

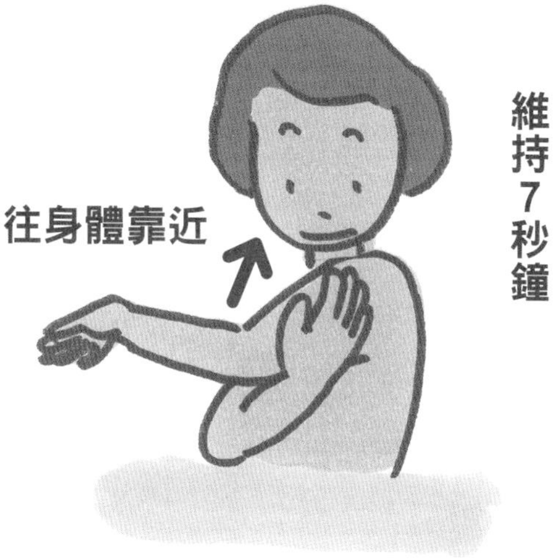

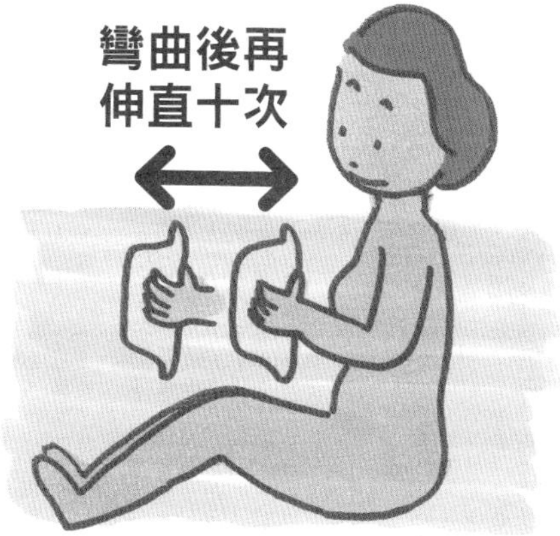

肌肉訓練 以洗臉盆鍛練腰部

身體浸泡在浴缸中，水要浸到胸部高度，並將洗臉盆也浸放到熱水中。雙手確實握住洗臉盆邊緣，慢慢地將手臂彎曲後再伸直十次。

夜晚的舒眠操①

對舒眠與減肥很有效的睡前運動

你是否經常因為睡不著而煩惱呢？一躺下就能睡著的祕訣，就是睡前先提升體溫。因為當溫暖的身體開始降溫時，就會變得想睡。

特別是活動大腿等大型肌肉，就能簡單地使體溫上升而很快地入睡。試試看左頁的運動吧！

另外，你是否也很在意自己的體型呢？肌肉都是在成長荷爾蒙大量分泌的睡眠中製造的，因此就寢前的運動也很推薦想要瘦身的人來做。

肌肉訓練 為了能夠熟睡要活動大腿肌肉

雙腳張開與肩同寬，雙手背在背後，慢慢地將膝蓋彎曲再伸直。約做二十次。膝蓋彎曲的角度最好不要超過90度。

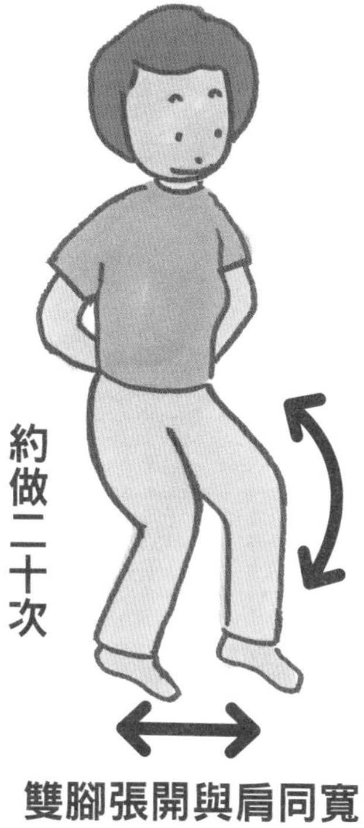

慢慢地彎曲再伸直
約做二十次
雙腳張開與肩同寬

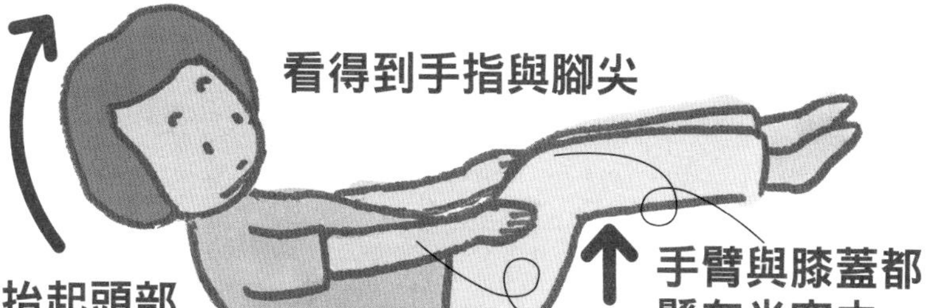

看得到手指與腳尖
抬起頭部
手臂與膝蓋都懸在半空中

肌肉訓練 鍛練腹肌也有減肥的效果

仰躺抬起頭部，將手臂與膝蓋同時懸在半空中。以眼睛得到手指與抬起來的腳趾的感覺。一邊呼吸一邊維持這個姿勢7秒鐘，反覆做三次。

夜晚的舒眠操②

以良好的睡眠來消除疲勞

消除日常疲勞最好的策略，就是充分的睡眠。這裡介紹的就是有助於入睡的運動。有持續做87頁介紹的對睡眠與減肥有效的運動的人，請繼續做該頁的運動就好（沒必要同時做左頁的運動）。

除此之外，在溫暖的浴室中泡十五分鐘的半身浴也很有效。不但血液循環會變好，也有放鬆精神的效果。

再說會令我們感到疲倦的不只是肌肉，身體的感知器官——大腦的疲勞影響也很大。大腦消耗的能源雖然很大，但營養來源只有糖分。在工作或運動後不補給能量，往往無法消除大腦的疲勞。所以只要不過量，不妨在下午三點吃些點心。

肌肉訓鍊 以膝蓋的伸屈使體溫上升

雙腳張開與肩同寬，腳尖朝外。輕輕地彎曲膝蓋，一邊呼吸一邊維持7秒鐘。7秒鐘一到就將膝蓋伸直，然後分別晃動左右腳，反覆做三次。

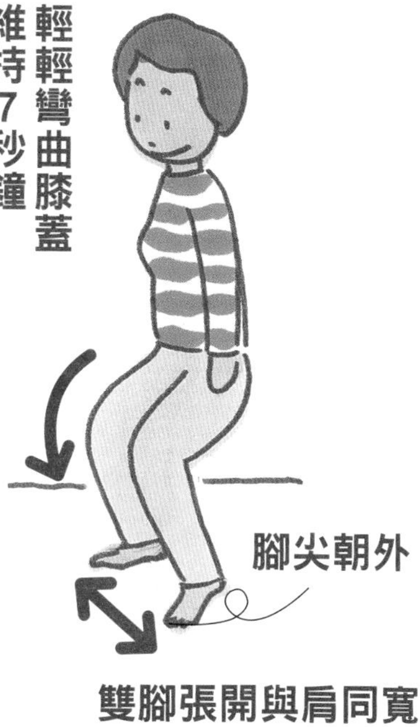

伸展操 放輕鬆的伸展操

仰躺，雙手環抱著雙腳膝蓋稍下方處。頭部稍微往上抬，使身體弓成圓弧狀，一邊呼吸一邊維持這個姿勢7秒鐘。輕輕地伸展後再弓成圓弧狀，反覆做三次。

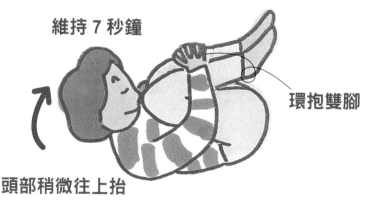

這樣做，有助於睡眠！

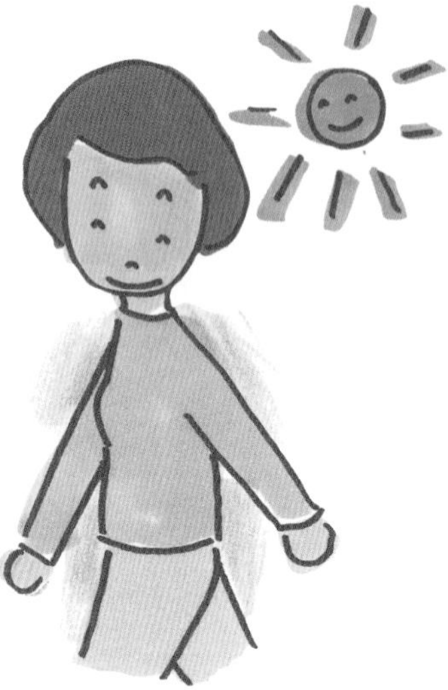

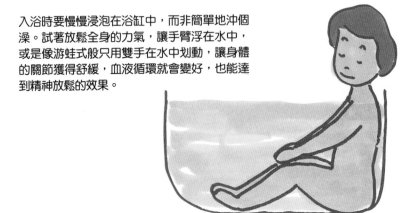

白天要曬曬太陽

若是沐浴在陽光下，使身體自然清醒，白天交感神經與晚上副交感神經作用就能順利轉換，夜晚身體自然會轉換為放鬆的情緒。以日光浴來調整體內的規律吧！

夜晚慢漫地泡個澡

入浴時要慢慢浸泡在浴缸中，而非簡單地沖個澡。試著放鬆全身的力氣，讓手臂浮在水中，或是像游蛙式般只用雙手在水中划動，讓身體的關節獲得舒緩，血液循環就會變好，也能達到精神放鬆的效果。

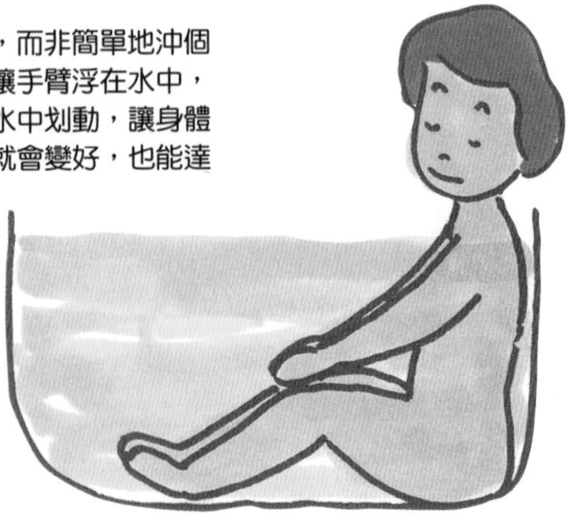

廣播體操是簡單好做的完美全身運動。
因為它涵蓋了所有走路、肌肉訓練、伸展操的要素。

理想運動——「廣播體操」

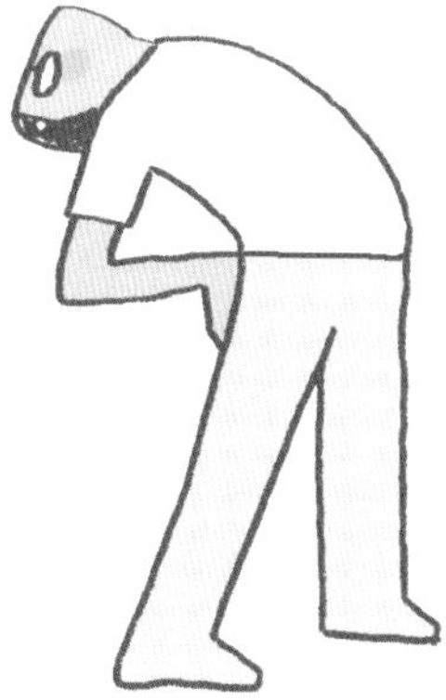

廣播體操完美的理由

能活動並活化身體的廣播體操，果然是最棒的！

我們日常生活中常用到的肌肉與關節，只占全身的三成左右。而不常用的肌肉與關節會漸漸衰退，所以靠運動來活動肌肉與關節，使血液暢行全身非常重要。

「第一廣播體操」雖然只有三分鐘，卻以十三項運動構成，幾乎會用到全身的肌肉。加上從緩和的運動做起，再慢慢轉為強度較高的運動，最後以深呼吸結束，是很理想的運動方式。

走路之所以受到注目，是因為它是預防生活習慣病的健康法。但是光靠走路是不夠的。走路、肌肉訓練、伸展操三者並行，才能發揮運動效果，預防與改善生活習慣病。

而廣播體操就包含這三個要素。所以只要做廣播體操，就能促進全身的血液循環，強化心血管，使血壓正常，並增加腳力與柔軟度。所以，大家都知道的廣播體操，可是最簡單又好做的完美全身運動喔！

睡前做兩次，就能提升效果

廣播體操是很理想的運動，但沒做到五分鐘以上，就無法顯現前述的三項效果，需要反覆做兩次。

漫不經心地做也看不到成效。請掌握96頁開始介紹的重點，確定刺激的部位來進行。不同的體操具有不同的效果。例如使肩膀關節柔軟來消除肩膀僵硬，或是消除腰部的壓力對腰痛有效等。有意識地活動身體，肌肉發達的程度也會不同。

另一個重點是做體操的時間。對高齡世代來說，清晨運動對身體的負擔很大，若是在早上做，就要在身體已經甦醒的情況下輕鬆地做。接近正午時做雖然安全，但最推薦的運動時間是就寢前。因為運動效果會顯現在就寢中，當上升的體溫開始下降時也會變得想睡，有安眠的效果。

雖說老化是從腳開始的，但腰部也很快就會出現老化症狀。腰部一旦變僵硬，姿勢就容易跟著變差。會變得難以走路，容易跌倒，或是睡覺時不好翻身。很少翻身，血液循環就會變差，而清晨經常發生的意外事故（腦中風，心肌梗塞等）也與此有關。由此可知，防止腰部的老化很重要，所以也很推薦高齡世代來做廣播體操。

此外要注意以下三點：

①正在就醫或吃藥者，要與醫生商量後再做。

②關節疼痛者，要在不覺得痛的程度下量力而為。

③考慮到運動中水分的消耗，做體操的一個小時前要喝一至兩杯的水。廣播體操不受限於時間和地點，穿著一般服裝就可以做。請大家輕鬆地持續下去，有朝氣地度過每一天吧！

左欄就是不會讓身體感到疼痛的變化型做法。

坐著也可以做

坐著做廣播體操時，要選擇穩定性夠的椅子。
淺淺地坐著會比較容易做。只不過廣播體操並未考慮到坐著做的情況，所以也有無法做的部分。
如下圖般，坐著轉動身體也**OK**。可以使腰部變得柔軟。

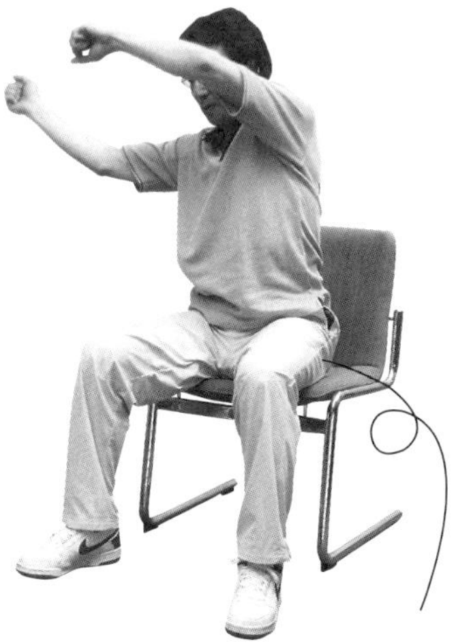

淺淺地坐著

對失眠有效
1 伸展運動

廣播體操開始。伸展背脊，維持良好的姿勢。

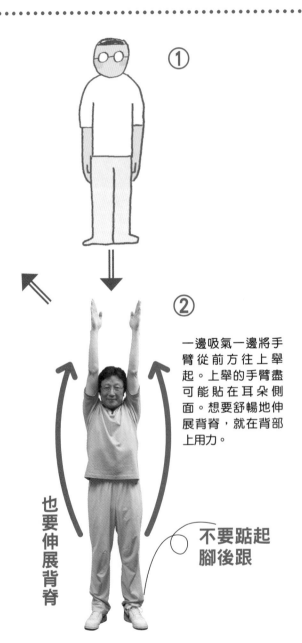

①

②

一邊吸氣一邊將手臂從前方往上舉起。上舉的手臂盡可能貼在耳朵側面。想要舒暢地伸展背脊，就在背部上用力。

不要踮起腳後跟

③

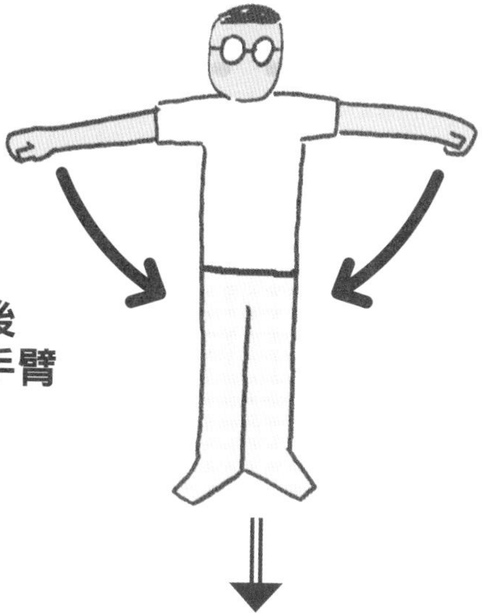

放鬆後
放下手臂

④

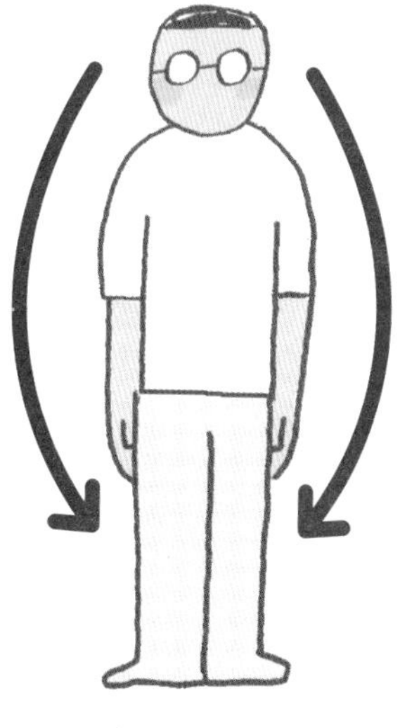

重複步驟①至④兩次

一邊吐氣一邊放下手臂，放鬆。

對失眠有效

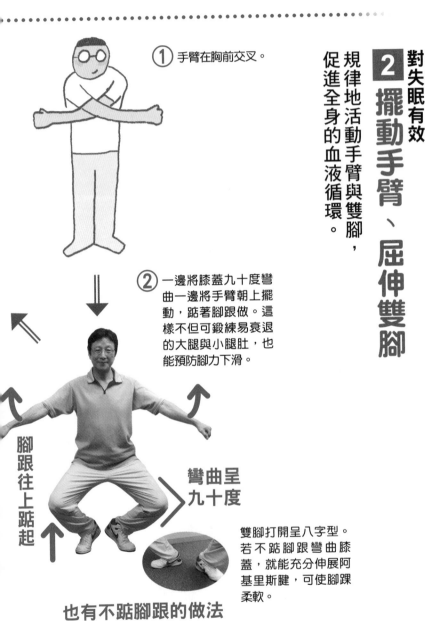

2 擺動手臂、屈伸雙腳

規律地活動手臂與雙腳，
促進全身的血液循環。

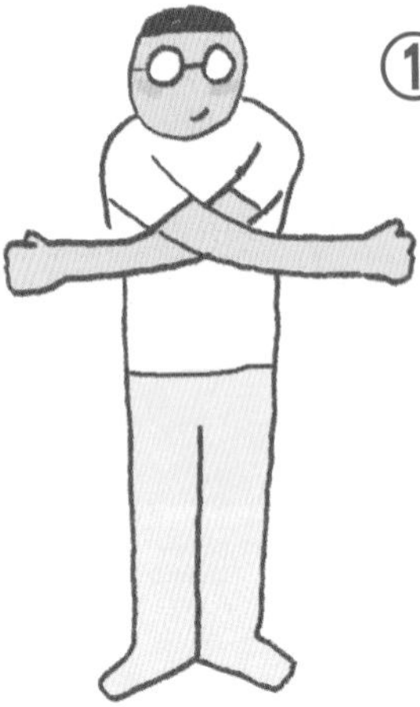

① 手臂在胸前交叉。

② 一邊將膝蓋九十度彎曲一邊將手臂朝上擺動，踮著腳跟做。這樣不但可鍛鍊易衰退的大腿與小腿肚，也能預防腳力下滑。

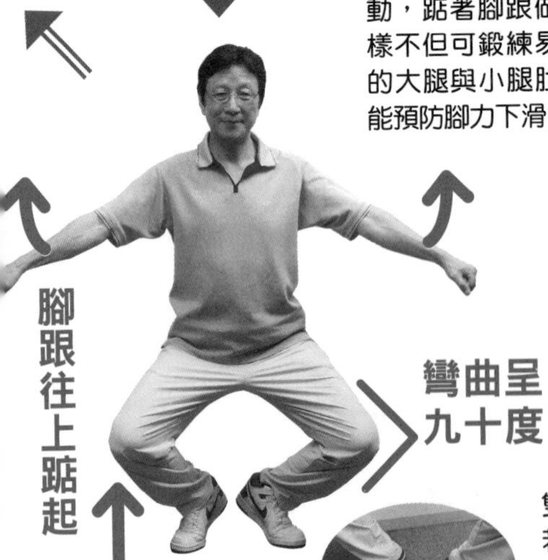

也有不踮腳跟的做法

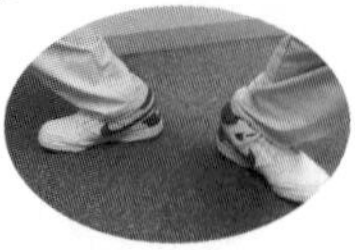

雙腳打開呈八字型。若不踮腳跟彎曲膝蓋，就能充分伸展阿基里斯腱，可使腳踝柔軟。

③

邊將膝蓋伸直邊
把手臂往上擺動
至肩膀的高度。

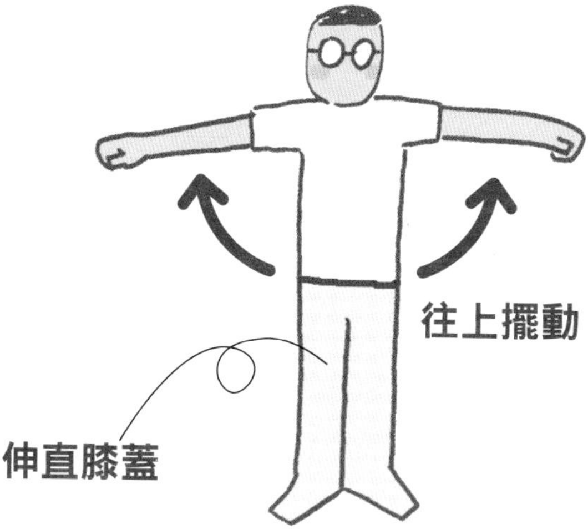

④

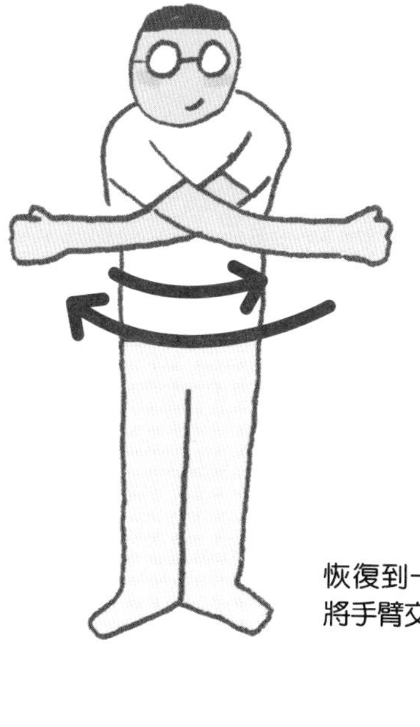

恢復到一開始的姿勢，
將手臂交叉。

重複步驟②至④八次

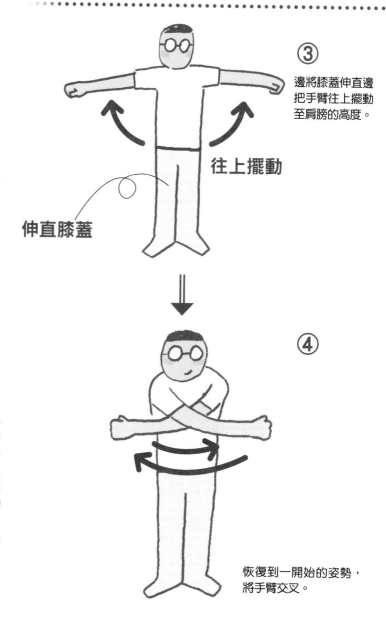

對肩膀僵硬有效

3 轉動手臂

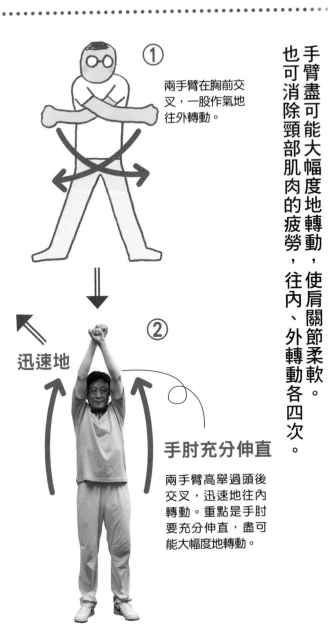

手臂盡可能大幅度地轉動，使肩關節柔軟。
也可消除頸部肌肉的疲勞，往內、外轉動各四次。

①

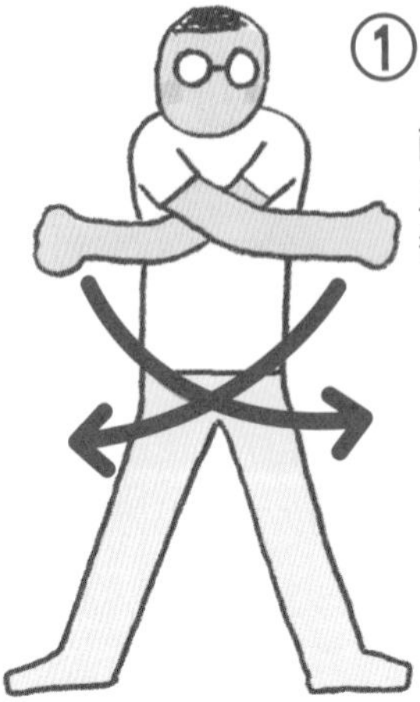

兩手臂在胸前交叉，一股作氣地往外轉動。

②

手肘充分伸直

兩手臂高舉過頭後交叉，迅速地往內轉動。重點是手肘要充分伸直，盡可能大幅度地轉動。

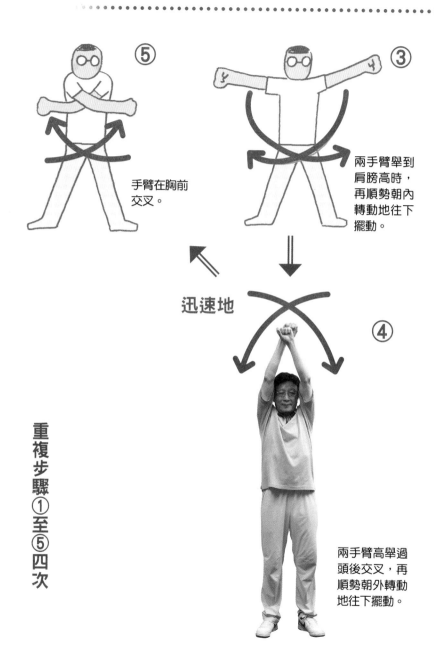

⑤

手臂在胸前
交叉。

③

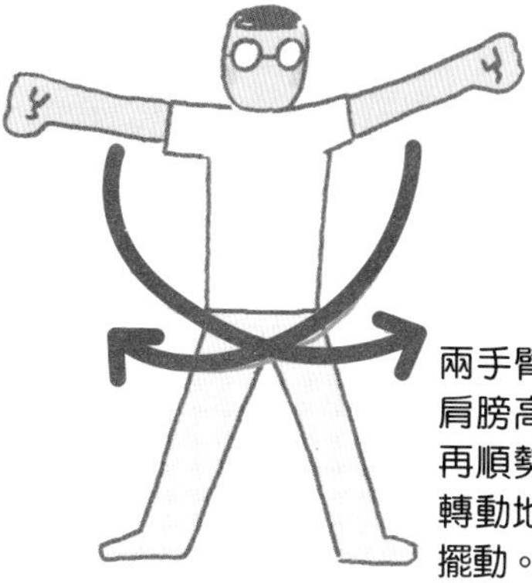

兩手臂舉到
肩膀高時，
再順勢朝內
轉動地往下
擺動。

迅速地

④

兩手臂高舉過
頭後交叉，再
順勢朝外轉動
地往下擺動。

重複步驟①至⑤四次

對呼吸不順有效

4 擴胸運動

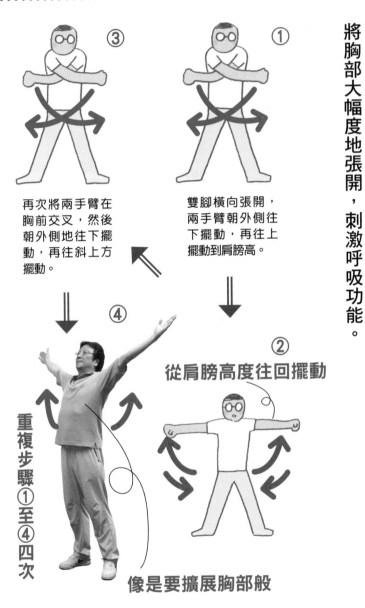

將胸部大幅度地張開，刺激呼吸功能。

①

雙腳橫向張開，兩手臂朝外側往下擺動，再往上擺動到肩膀高。

②

從肩膀高度往回擺動

③

再次將兩手臂在胸前交叉，然後朝外側地往下擺動，再往斜上方擺動。

④

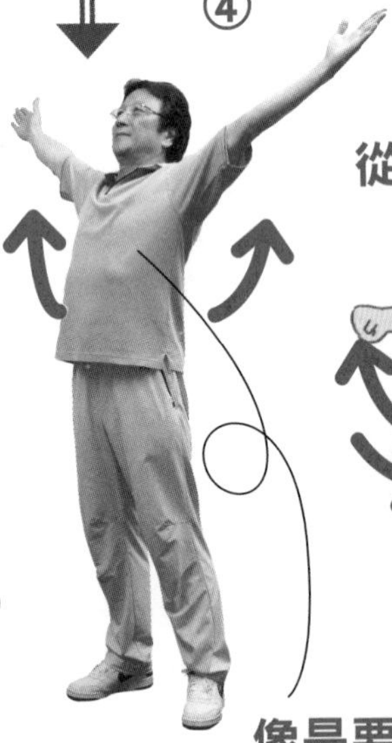

像是要擴展胸部般

重複步驟①至④四次

對失眠有效

5 身體側彎

藉由充分伸展背骨，使腰部變得柔軟。

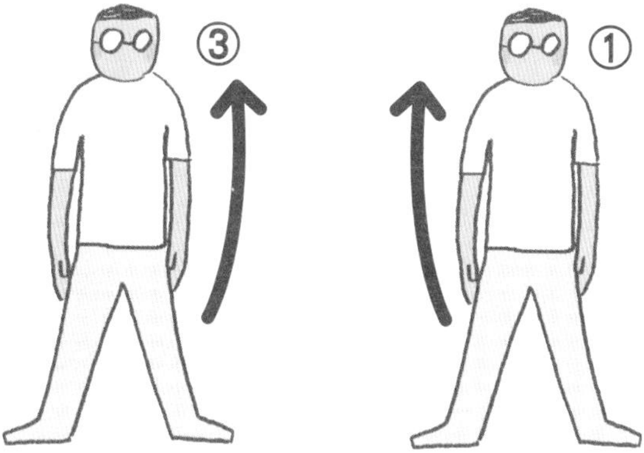

右手臂從側面往上擺動。

手臂往下垂放，身體直立後，朝反方向側彎身體。

確實地伸展體側

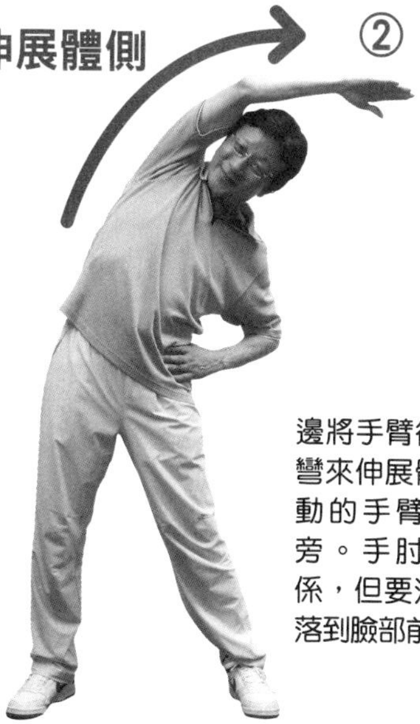

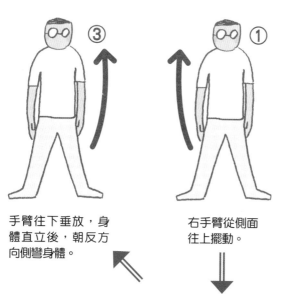

邊將手臂往上擺動邊側彎來伸展體側。往上擺動的手臂要貼放在耳旁。手肘彎曲也沒關係，但要注意手臂不要落到臉部前方。

左右側各重複做兩次

對腰痛有效

6 前後彎曲身體

提升腰部的柔軟度。
進行時膝蓋請微彎。

①

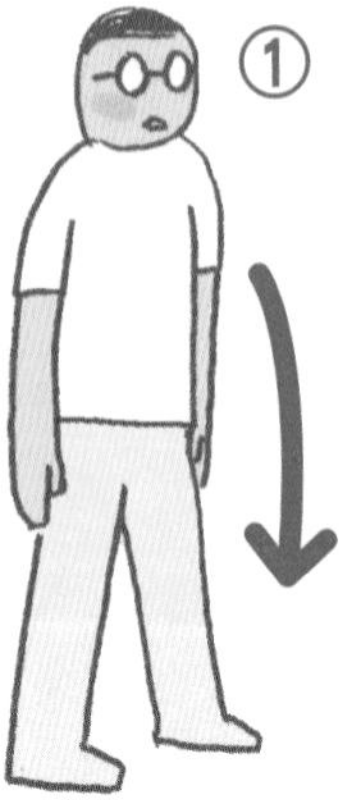

身體向前彎曲。

②

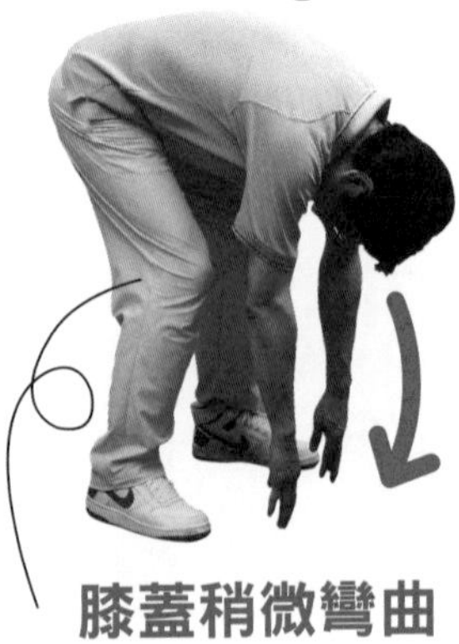

有規律地下彎三次

膝蓋稍微彎曲

膝蓋微彎後，上半身往前下彎。由於上半身起來時，容易傷到腰部與背肌，所以一定要彎曲膝蓋來做。

③

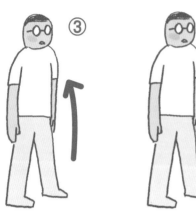

保持膝蓋微彎的姿勢起身後，再伸直膝蓋。

④

盡量往後仰

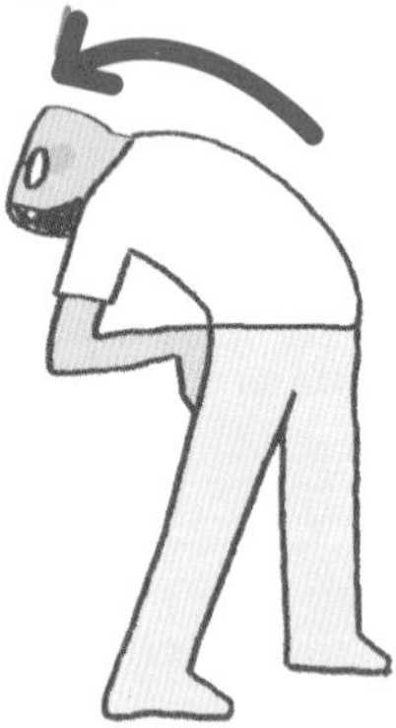

雙手扶著腰部，上半身盡量往後仰。

重複步驟①至④二次

7 對便祕有效 扭轉身體

也可當作腹肌運動，有助於腸胃蠕動。

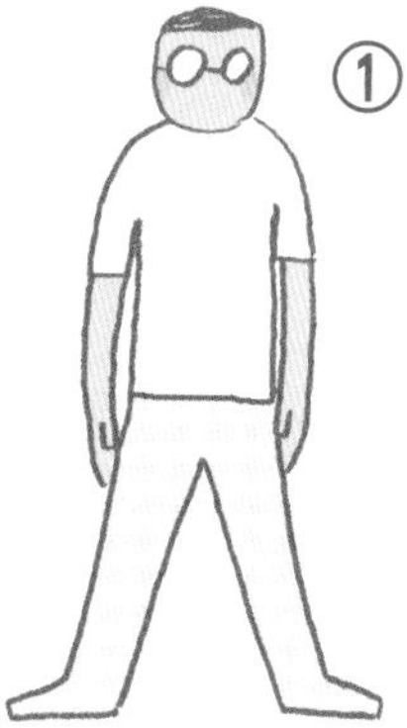

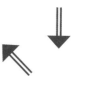

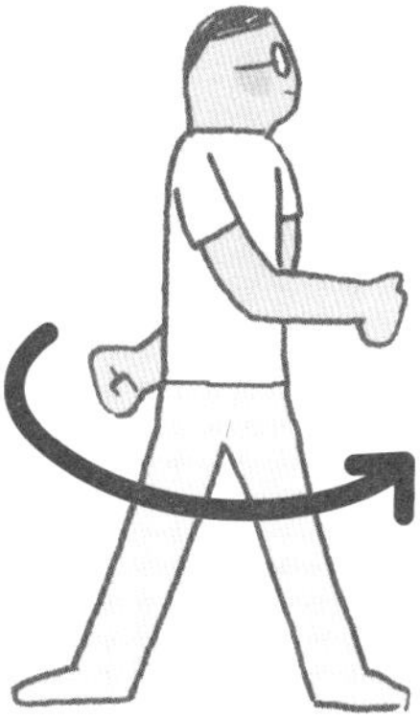

雙手握拳後擺動手臂，上半身朝左邊扭轉。

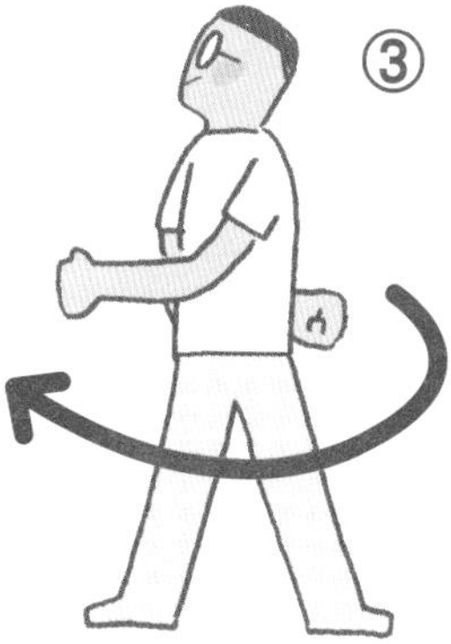

上半身朝右邊扭轉。

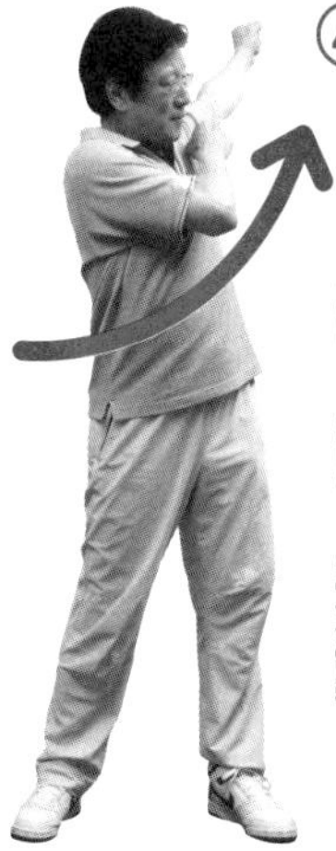

左手臂大幅度地朝左斜上方擺動，扭轉上半身。腰部朝向正前方，不跟著轉動。如果腰部也一起扭轉就沒有效果。

重複步驟①至④二次

接著往反方向（向右邊）重複兩次

對肩膀痠痛有效

8 上下屈伸手臂

活動肩膀的運動。要精神飽滿，敏捷地做。

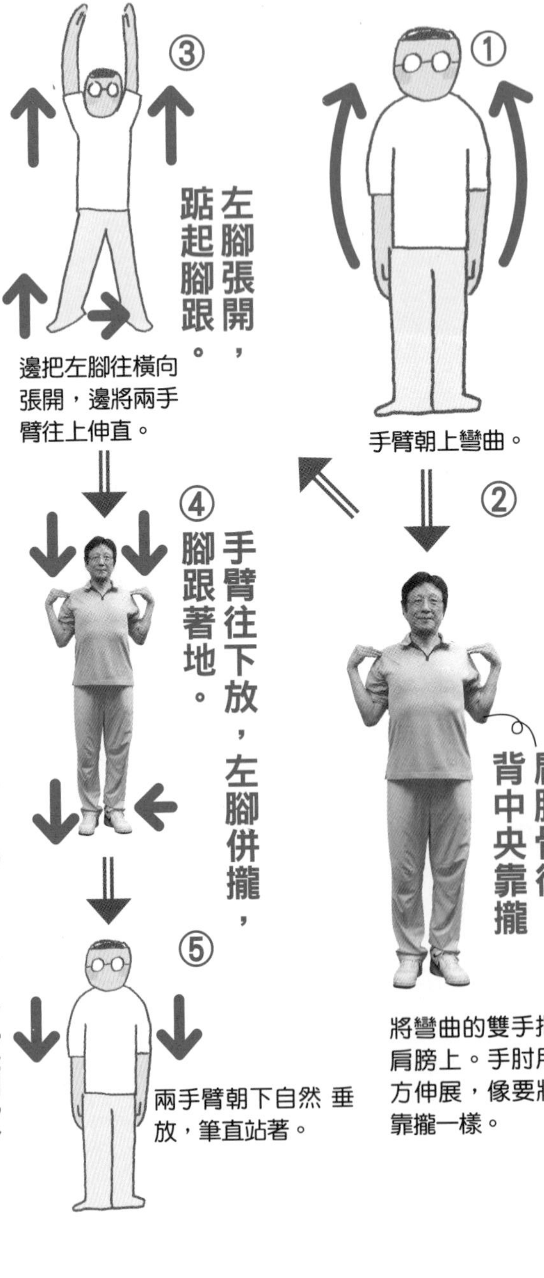

① 手臂朝上彎曲。

② 將彎曲的雙手指尖搭在肩膀上。手肘用力往後方伸展，像要將肩胛骨靠攏一樣。

③ 邊把左腳往橫向張開，邊將兩手臂往上伸直。

④ 手臂往下放，左腳併攏，腳跟著地。

⑤ 兩手臂朝下自然 垂放，筆直站著。

接著打開右腳，重複進行步驟①至⑤，左右各做兩次

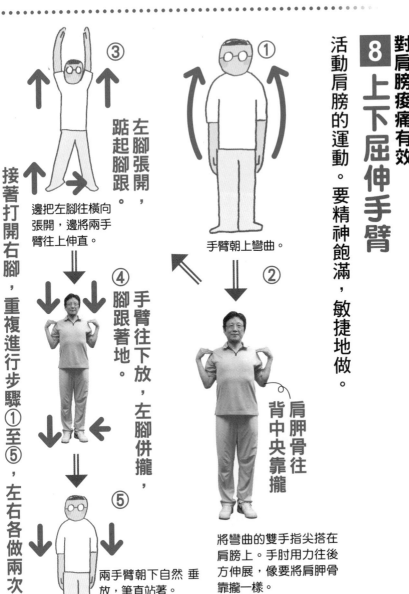

對腰痛有效

9 身體往斜下方彎曲，擴胸

消除腰部的沉重感，擴展胸部。

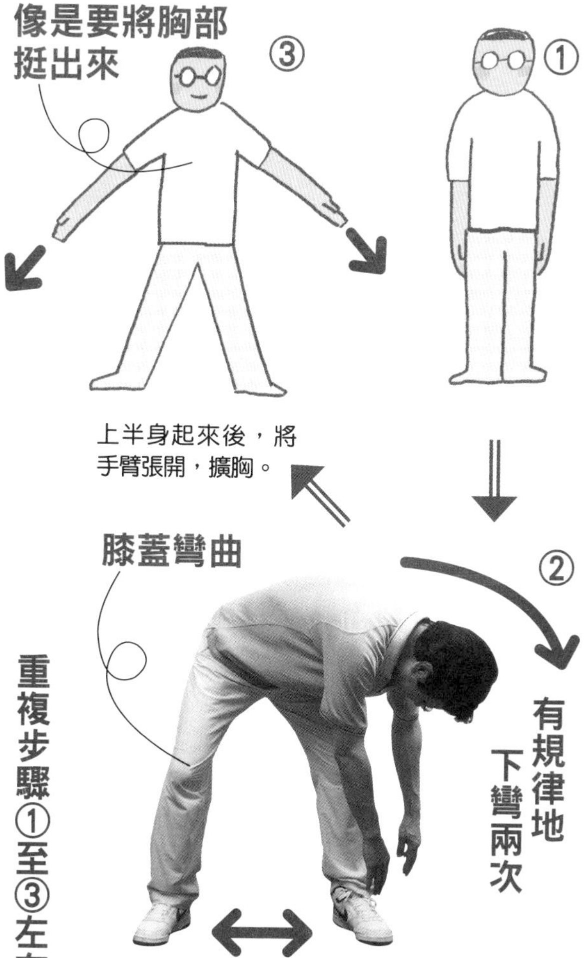

上半身起來後，將手臂張開，擴胸。

重複步驟①至③左右各做兩次

雙腳橫向張開，上半身往左斜下方彎曲。為了避免造成腰痛，膝蓋要彎曲。腳張開的幅度要夠寬才會穩定，也能刺激股關節。

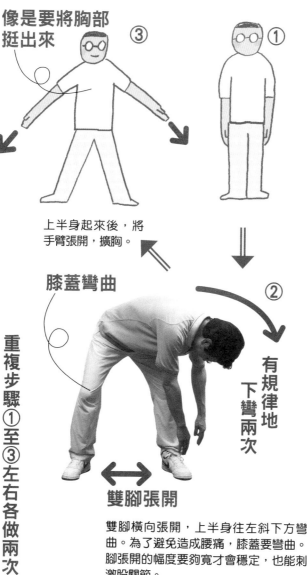

對腰痛有效

10 轉體運動

使腰部與背脊柔軟，朝左右各轉體兩次。

①

一邊擺動手臂一邊將上半身朝左大幅度轉動。若腳張開的幅度大，骨盆會較穩，上半身也較容易轉動。

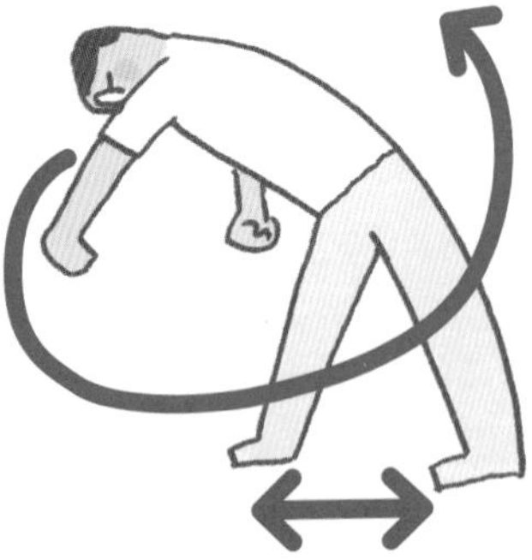

腳張開的幅度要大

②

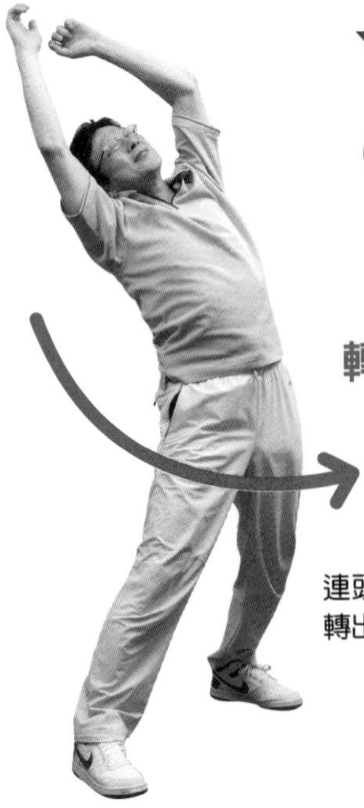

連頭部也一起轉動，就能轉出更大的圈幅。

重複步驟①至②左右各做兩次

對消除疲勞有效

11 跳躍運動

可促進血液循環的全身運動。雙腳開合地跳躍。

①

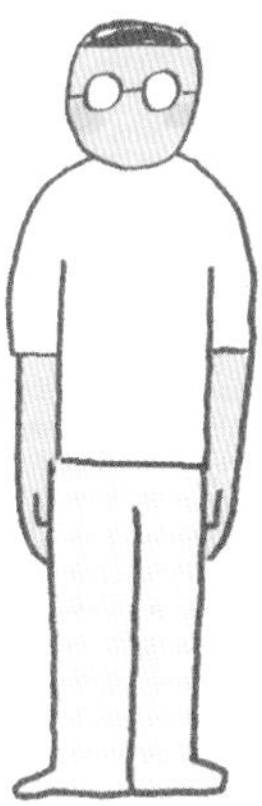

② 往上跳

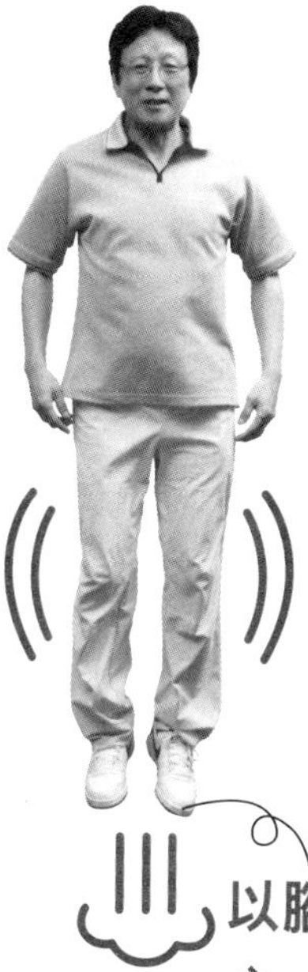

往上跳四次。上半身不用力，只用腳尖往上跳躍。腳尖是最容易累積疲勞物質的地方。血液循環變好後，疲勞就會消除。

以腳尖跳

③

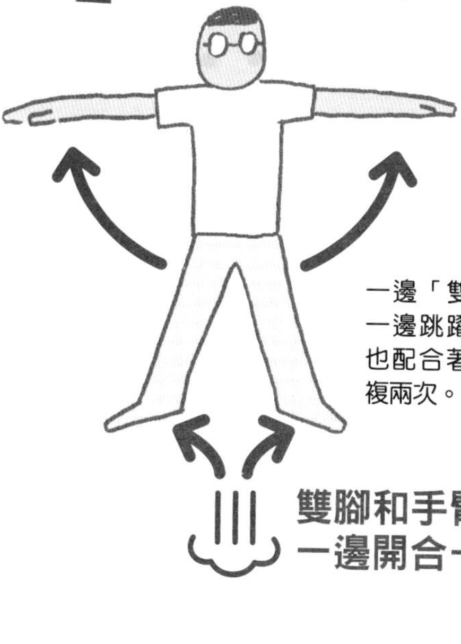

一邊「雙腳開合」一邊跳躍，兩手臂也配合著開合。重複兩次。

雙腳和手臂一邊開合一邊跳。

重複步驟①至③兩次

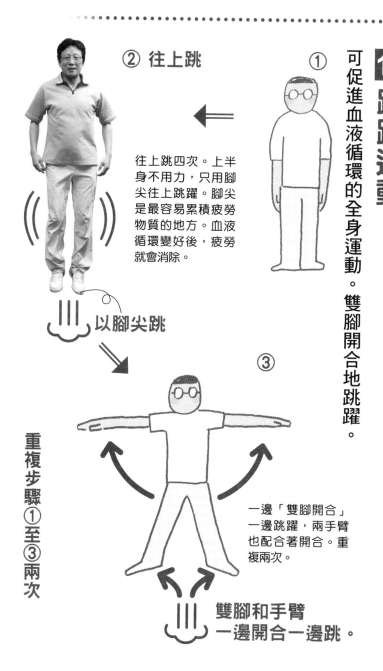

對消除疲勞有效

12 擺動手臂、屈伸雙腳

緩解受到刺激而緊張的全身。

③

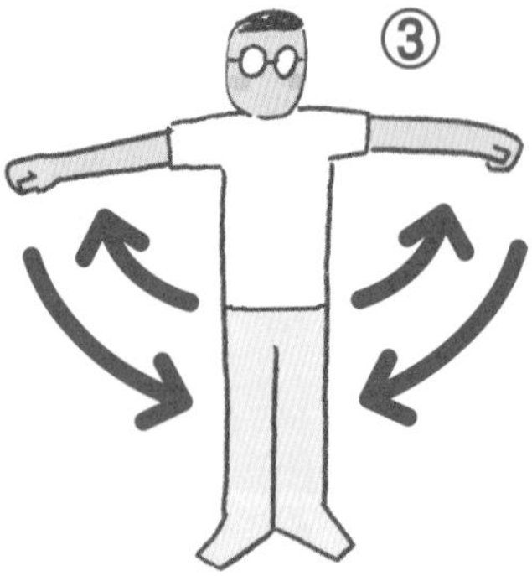

一邊伸直膝蓋一邊將手臂擺動到肩膀高。回到最初的姿勢，將手臂交叉。

①

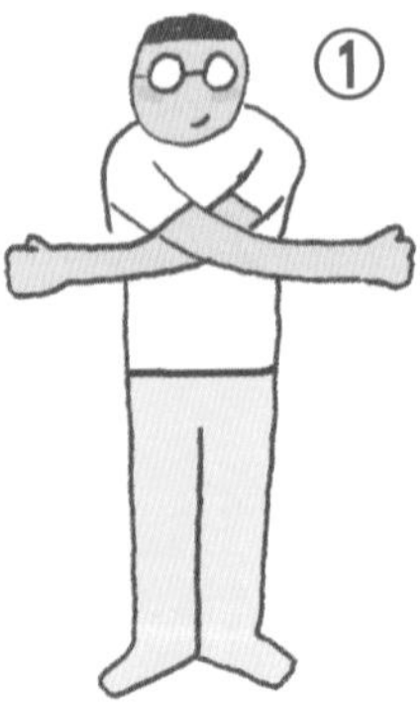

與98、99頁是相同的體操。兩手臂先在胸前交叉，邊彎曲膝蓋邊往下擺動手臂。要調整呼吸，輕鬆地進行。

②

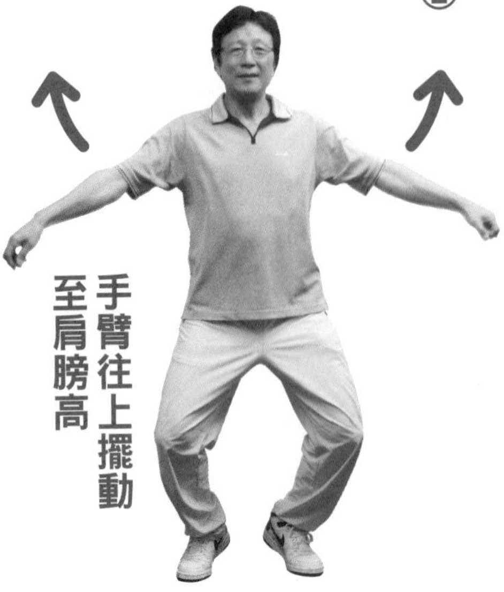

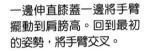

重複步驟①至③八次

調整狀態

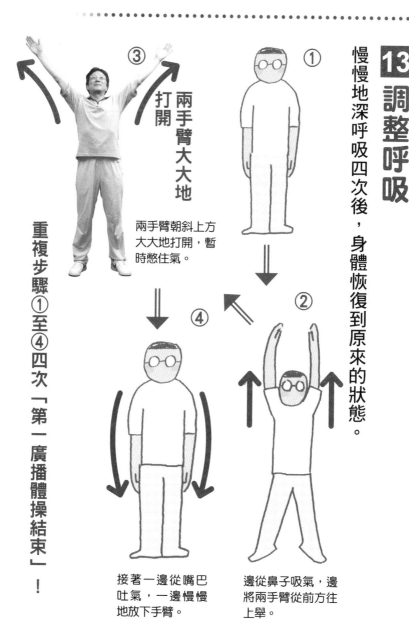

13 調整呼吸

慢慢地深呼吸四次後，身體恢復到原來的狀態。

①

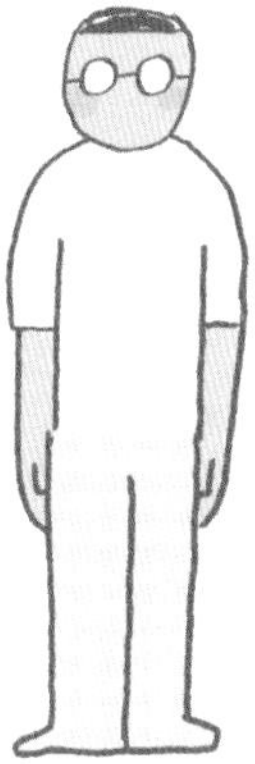

②

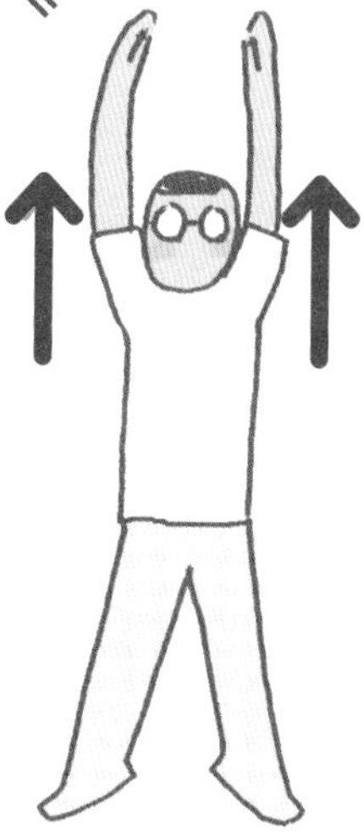

邊從鼻子吸氣，邊將兩手臂從前方往上舉。

③

兩手臂大大地打開

兩手臂朝斜上方大大地打開，暫時憋住氣。

④

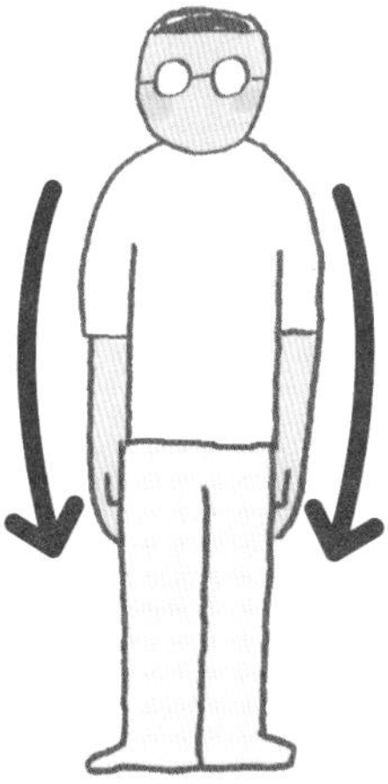

接著一邊從嘴巴吐氣，一邊慢慢地放下手臂。

重複步驟①至④四次「第一廣播體操結束」！

國家圖書館出版品預行編目(CIP)資料

每天7秒健康操：36招強化肌耐力,有效改善肩頸.腰部.膝蓋痠痛問題! / 湯浅景元作；夏淑怡譯. -- 初版. -- 新北市：養沛文化館, 2015.04 面；公分. --
(SMART LIVING養生健康觀；94)
ISBN 978-986-5665-19-7(平裝)
1.健身操 2.運動健康

411.711　　104003649

【SMART LIVING養身健康觀】94
每天7秒健康操
36招強化肌耐力，有效改善肩頸・腰部・膝蓋痠痛問題！

作　　者／湯浅景元
譯　　者／夏淑怡
發 行 人／詹慶和
總 編 輯／蔡麗玲
執行編輯／白宜平
校　　潤／胡蝶琇
編　　輯／蔡毓玲・劉蕙寧・黃璟安・陳姿伶・李佳穎
封面設計／李盈儀
內頁排版／翟秀美
美術編輯／陳麗娜・周盈汝
出 版 者／養沛文化館
發 行 者／雅書堂文化事業有限公司
郵政劃撥帳號／18225950
戶名／雅書堂文化事業有限公司
地址／新北市板橋區板新路206號3樓
電子信箱／elegant.books@msa.hinet.net
電話／(02)8952-4078
傳真／(02)8952-4084

2015年4月初版一刷　定價250元

HIZA, KOSHI, KATA GA RAKU NI NARU ISSHOU KENKOU 7BYOU TAISOU
Edited by KADOKAWA MAGAZINES

總經銷／朝日文化事業有限公司
進退貨地址／新北市中和區橋安街15巷1號7樓
電話／（02）2249-7714　傳真／（02）2249-8715

扭轉身體有助於腸胃蠕動！

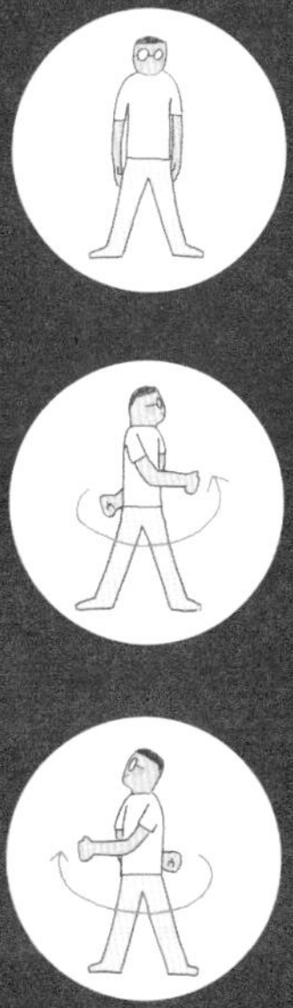

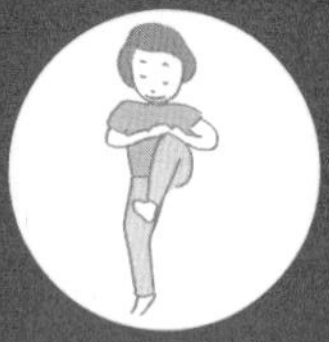
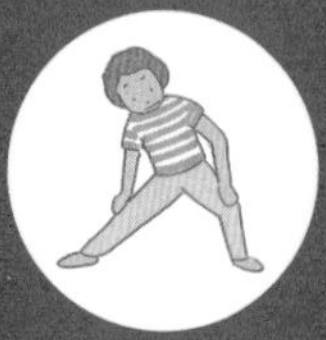
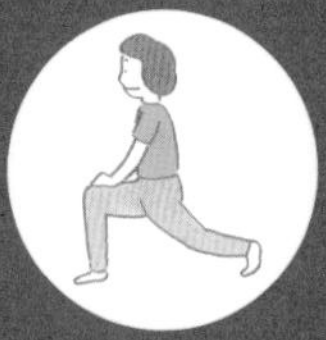